Infertilidad

Infertilidad

UNA GUÍA DE ACOMPAÑAMIENTO
DURANTE LA BÚSQUEDA
DE UN NUEVO SER

Nancy Tame Ayub

Grijalbo

Infertilidad
Una guía de acompañamiento durante
la búsqueda de un nuevo ser

Primera edición: junio, 2016

D. R. © 2016, Nancy Tame

D. R. © 2016, derechos de edición mundiales en lengua castellana:
Penguin Random House Grupo Editorial, S. A. de C. V.
Blvd. Miguel de Cervantes Saavedra núm. 301, 1er piso,
colonia Granada, delegación Miguel Hidalgo, C. P. 11520,
México, D. F.

www.megustaleer.com.mx

ISBN: 978-607-313-528-3

Impreso en México – *Printed in Mexico*

El papel utilizado para la impresión de este libro ha sido fabricado a partir de madera procedente
de bosques y plantaciones gestionadas con los más altos estándares ambientales, garantizando
una explotación de los recursos sostenible con el medio ambiente y beneficiosa para las personas.

Penguin
Random House
Grupo Editorial

Este libro lo dedico a mi familia y a todas las personas que viven o que han vivido la experiencia de la infertilidad.

ÍNDICE

Capítulo 1

MITOS SOBRE LA FERTILIDAD
37

Capítulo 2

ANTECEDENTES HISTÓRICOS DE LA INFERTILIDAD
53

Capítulo 3

TRATAMIENTOS DE INFERTILIDAD: DESCRIPCIÓN GENERAL

71

Capítulo 4

PROCESO EMOCIONAL ANTE UN PROBLEMA DE INFERTILIDAD
119

Capítulo 5

LA INFERTILIDAD: SU ASPECTO EMOCIONAL
149

Capítulo 6

EMBARAZOS NO LOGRADOS

201

Capítulo 7

OTRAS ALTERNATIVAS
219

Capítulo 8

ALMAS EN HIELO: EMBRIONES CONGELADOS
255

Capítulo 9

VIVIR SIN HIJOS
267

Capítulo 10

LOS PROFESIONALES ANTE LOS PACIENTES INFÉRTILES
277

PRÓLOGO

En *Infertilidad*, Nancy Tame capta con fina sensibilidad el tema que en gran parte ha sido motivo de su quehacer psicoanalítico. El problema de la infertilidad crece, se populariza que el problema es de pareja, no solamente de la mujer.

Tame profundiza en los mitos y la historia de la infertilidad; en el proceso emocional, incluida la infertilidad secundaria; en los embarazos no logrados; en las alternativas al tratamiento, como la adopción; en las distintas opciones de donación, maternidad subrogada o madres portadoras; en los casos de madres solteras y parejas del mismo sexo que recurren a la reproducción asistida.

¿El entorno social cambia, pero sus modificaciones van cambiando la estructura?

Mi pregunta: ¿la infertilidad representa un trauma?

Dr. José Cueli García
20 de marzo de 2016

PRESENTACIÓN

Este libro lo redacté para quienes deben afrontar los problemas de infertilidad y el deseo de tener hijos. Hace algunos años escribí un libro que se tituló *Infertilidad. El dolor secreto.* Desde entonces, muchas situaciones y actitudes han cambiado; por ejemplo, el tema, antes dedicado a las parejas infértiles, ahora se dirige también a un número creciente de personas que recurren a estos servicios para formar sus familias: mujeres solteras, parejas del mismo sexo e incluso parejas heterosexuales que, sin presentar problemas para concebir, por distintas razones necesitan el apoyo de los métodos de reproducción asistida.

Independientemente de la situación y las motivaciones de cada uno, el deseo, la esperanza, la ilusión, pero también el dolor y la frustración, son parte de este camino colmado de retos.

El mundo interno lleva un ritmo distinto del ritmo del mundo "externo" y en ocasiones los tratamientos médicos se adelantan a lo que los involucrados puedan analizar y explicarse. El aspecto emocional de la infertilidad es complicado y fundamental porque tales experiencias pueden dejar huella en la vida de aquellos que las viven.

El propósito de esta obra es acompañarte en las pérdidas y en las satisfacciones, en los momentos de dolor y en los instantes de logros que seguramente tendrás. De igual modo, ofrece información y apoyo a tus familiares y amigos, porque la vivencia de desear hijos y enfrentar dificultades para lograr tenerlos afecta también a quienes te rodean... acaso más de lo que imaginas. Tal vez ellos tampoco alcancen a percibir hasta qué grado esta experiencia te lastima y te confronta con las fantasías y emociones más profundas.

En el capítulo 1 se abordan los mitos que imperan sobre la infertilidad, se define qué se entiende por este concepto y cuáles han sido algunas creencias equivocadas sobre ese problema.

En el capítulo 2 se analizan los antecedentes históricos de la infertilidad y la gran importancia que se le ha prestado a lo largo de los siglos. Esas bases te ayudarán, apreciada lectora, apreciado lector, a conocer la fuerza de los sentimientos y la presión por formar una familia ejercida desde siempre.

El capítulo 3 es una explicación breve de algunos de los tratamientos utilizados para ayudar a las personas a concebir hijos. En él se brinda información sencilla sobre algunas de las alternativas más comunes, a la vez que se reflexiona sobre la relación médico-paciente y acerca de la concepción del cuerpo desde un punto de vista no sólo biológico, sino también de su conexión con el mundo interno.

El capítulo 4 se refiere al proceso emocional de la infertilidad; en él se plantean los distintos momentos por los que pueden pasar tanto tú como tu pareja y tu familia. Se señala que no son etapas, sino momentos que van y vienen en los que, poco a poco, se consigue dilucidar las emociones que surgen al enfrentar un dilema tan difícil.

Presentación

En el capítulo 5 se profundiza sobre la infertilidad y las emociones. ¿Cómo afecta el fenómeno a la mujer y al hombre? ¿Qué
impacto tiene en la pareja? ¿Las presiones sociales pueden afectar
tus relaciones y tus decisiones? Éste es, probablemente, el campo
de la medicina que más se ha atacado desde el punto de vista
ético, moral y religioso: lo que para algunos es respetable, para
otros puede ser reprobable. Tú, ¿qué piensas al respecto y cuán
relevantes consideras que son tus ideas para ti, para tu pareja y
para quienes te rodean?

El capítulo 6 toca una de las experiencias más dolorosas
que un ser humano pueda vivir: los embarazos que no llegan
a término. Se consideran también los sentimientos del hombre
que a lo largo de la historia han pasado inadvertidos porque el
embarazo no se gesta en su cuerpo; sin embargo, él también
vive una pérdida. En el capítulo también se ofrece apoyo y se
presentan opciones para salir adelante ante una situación de tal
naturaleza.

El capítulo 7 versa sobre otras alternativas, como la maternidad subrogada o madres portadoras y la adopción, pero no se
trata de darte una descripción que te aburra, sino de explicarte el
aspecto emocional que se juega ante tales opciones y los cambios
tan impresionantes ocurridos en los últimos años.

El capítulo 8 se centra en un tema por demás controvertido
pero a la vez fascinante: los embriones congelados o, como se les
llamó en un inicio, las "almas de hielo". Fascinante, pues un descubrimiento que antes se hubiera tachado de imposible, ha sido
útil para muchas parejas infértiles y muchas otras personas que
ahora también se ven en la necesidad de congelar sus embriones.
Controvertido, pues la misma pregunta surge una y otra vez:
desde la perspectiva psicológica, ¿qué efecto causa este método

en las personas? ¿Sabías que algunos, después de luchar tanto, se olvidan de sus embriones congelados?

En el capítulo 9 hablo de una de las decisiones más difíciles y la menos comprendida y aceptada en una época: vivir sin hijos. Algunas personas deciden no continuar con los tratamientos de infertilidad, o tal vez ni siquiera emprender el arduo camino, pero tampoco desean adoptar. El proceso emocional, las fantasías y las expectativas que pueden vivir a raíz de su elección, se presentan de una manera que pueda apoyarte al respecto.

En el capítulo 10 se atiende un aspecto que está presente todo el tiempo pero que con frecuencia se olvida: los profesionales ante los pacientes infértiles. ¿Los médicos, psicoterapeutas, psicoanalistas y personal de enfermería viven también un proceso emocional ante el sufrimiento de sus pacientes que desean tener hijos? Los profesionales acompañan en los momentos difíciles y también en los logros y satisfacciones. Todos están involucrados de alguna manera en el proceso.

No me atrevo a prometerte un libro con respuestas; más bien, a abrir puertas para pensar en uno de los temas más controvertidos. El libro que tienes en tus manos es un intento distinto porque en él se aborda la infertilidad desde el mundo interno, la relación de pareja, la relación con los demás, la relación con el cuerpo, la historia de cada persona y, sobre todo, la relación contigo mismo al enfrentarte a ese mundo de grandes descubrimientos, decisiones y cuestionamientos. Uno de los descubrimientos será que eres capaz de enfrentar, descubrirte y salir adelante en el sendero de la infertilidad.

NANCY TAME
Ciudad de México, 12 de febrero de 2016

INTRODUCCIÓN

La felicidad reúne, pero el dolor une.

PAUL BOURGET

E s sincero el dolor de quien llora en secreto, dijo alguna vez un estudioso. Y las personas que, como tú, lectora, lector, llevadas por el profundo anhelo de tener un hijo, se enfrentan a la medicina reproductiva, saben lo que es vivir con un dolor que traspasa el alma.

Si difícil ya es admitir que cumplir un sueño albergado prácticamente desde siempre se vuelve cada vez más inalcanzable, llegar a pensar que nunca lo conseguiremos es angustiante. Es entonces cuando, más que explicaciones doctas e incomprensibles, necesitarás orientación, acompañamiento, comprensión.

Eso es lo que te ofrezco en este libro, en el cual comparto lo que he aprendido del mundo interno, la experiencia y las emociones de las personas que viven esta circunstancia. La decisión de embarcarse en una aventura hacia lo desconocido, hacia un campo de avances científicos sorprendentes que resultan de lo más atractivos por la promesa implícita de resolver una situación que se ha tornado insostenible, requiere gran valor y mucha fuerza. Después de todo, la situación plantea cuestionamientos esenciales relacionados con tus creencias, tus valores, tu concepto de familia, tus relaciones y tus expectativas.

Introducción

¿Qué sucederá desde el momento en que inicias la búsqueda para formar tu familia? ¿Qué opciones tendrás que elegir a lo largo de la experiencia? ¿Qué reacciones tendrán, no sólo tú y tu pareja, sino también tus familiares, tus amigos, así como el equipo de especialistas que trabajará con ustedes? ¿Por qué tu cuerpo no responde como se espera? ¿Qué dificultades afrontarás? ¿Cuándo llegará la solución? ¿Cuándo cesará este dolor tan incisivo?

Cada caso es distinto y respetable, cada relación de pareja tiene su propia historia, cada ser humano es único, y lo mismo ocurre con el dolor secreto con el que vive. El dolor no es únicamente físico, el psíquico puede ser incluso más poderoso. Un problema biológico se conecta con tu historia personal, con tus miedos y angustias, pero también con tu deseo, tu ilusión y tu esperanza.

¿Cuándo empieza el dolor? Muchas veces surge subrepticiamente, cuando comienzas a preguntarte si hay algo que anda mal. Las parejas suelen dar por hecho que, en cuanto decidan ser padres, lo lograrán de inmediato. Por consiguiente, cuando no es así, cuando el tiempo transcurre sin que llegue la noticia tan esperada, la sensación de dolor va creciendo, aunque casi siempre en secreto. Y ese secreto parece agravarlo, pues no dejamos que el amor incondicional de algún ser cercano nos acompañe en esos momentos.

Al llegar el momento en que alguien escucha la palabra *infertilidad*, la primera reacción es de asombro, después de incredulidad y muchas veces de rechazo. "¿Yo? ¿Cómo? ¿Por qué? Si nada en mi historia médica sugiere un problema de este tipo, si no hay justificación… Es más, ni siquiera sabía que estas complicaciones podrían existir… Conclusión: ¡seguramente no es cierto! ¡El diagnóstico debe estar equivocado!"

Introducción

Más adelante se presenta la duda: "¿Y si fuera cierto? Ya hace tiempo que no logro concebir? ¿Qué quiere decir *infertilidad*?" Para responder a esta pregunta, tomemos la definición más aceptada, la que ofrecen la Organización Mundial de la Salud (OMS), la American Fertility Society, la Red Latinoamericana de Reproducción Asistida (Redlara), la Asociación Mexicana para la Medicina de la Reproducción (AMMR) y la American Society for Reproductive Medicine:

> Infertilidad es la incapacidad para lograr un embarazo después de un año o más de relaciones sexuales sin el uso de anticonceptivos, o seis meses si la mujer es mayor de 35 años. Asimismo, es la incapacidad para llevar un embarazo a término, es decir, conseguir el nacimiento de un ser con vida.

> La prevalencia de la infertilidad a nivel mundial va en aumento; de 10 a 20% de la población padece este problema; se dice que por lo menos una de cada siete personas tiene problemas para embarazarse.[1]

Esto pudo haberse incrementado debido a varios factores. La causa principal es el cambio de patrones culturales, como la tendencia a posponer la maternidad a edades avanzadas, el aumento de las infecciones de transmisión sexual, exposición a contaminantes, estrés y adicciones, entre otros. Pero la edad es considerada el factor más importante, debido a que la fertilidad presenta una disminución gradual a partir de los 30 años y alrededor de los 35 años sufre una caída acentuada.[2]

Otro término despierta aún más alarma: *esterilidad*, pero éste se utiliza cada vez menos y se refiere a una infertilidad incurable. En el presente libro utilizaré únicamente el concepto *infertilidad*. Una vez que sabes, en teoría, qué significa la infertilidad, tu siguiente pregunta es: "¿Tiene remedio?"

Te diré: durante siglos la infertilidad se vivió como una situación con algunas opciones de tratamientos y soluciones reservadas.

Pero en 1978, en Inglaterra, se realizó la primera fertilización *in vitro* (FIV), proceso por el cual nació una niña llamada Louise Brown. El escándalo que se suscitó tuvo implicaciones sociales, religiosas y éticas. El cuerpo de la mujer, principalmente, pero también el del hombre, se percibió de otra forma. Los avances de la ciencia llegaron a otra dimensión, y la espectacularidad de los logros médicos opacó por un tiempo el aspecto emocional del asunto.

Tus interrogantes parecerán no tener fin: "Bueno, estoy ya al tanto de que hay tratamientos para la condición mía y de mi pareja. Ahora, no puedo evitar preguntarme: '¿Qué impacto han tenido los tratamientos reproductivos en las personas? ¿Cómo afectan la relación de pareja?'"

Ya tocamos un punto fundamental. El dolor de no poder tener hijos y vivir años de tratamientos causa múltiples sentimientos, emociones y sensaciones que a veces se antojan incontrolables. Y no terminan cuando la pareja logra el embarazo, cuando nace el bebé, cuando adoptan o cuando deciden vivir sin hijos. La experiencia puede dejar una herida, y muy profunda.

En 1977, Barbara Eck Menning,[3] enfermera de profesión, publicó uno de los primeros libros sobre el aspecto emocional de la infertilidad, el cual se convirtió en una importante referencia para profesionales de distintas áreas y para futuros artículos y libros.

Introducción

Por primera vez, muchos tomaron conciencia del dolor que se vive ante la infertilidad y la tecnología reproductiva, toda una crisis de vida para los afectados. Muchos pacientes informan que pierden el control de su vida y de su cuerpo. De súbito, los detalles íntimos de su vida sexual se vuelven parte de una historia clínica, al alcance de un equipo médico. Y esto cala, agrava lo que se ha venido sintiendo.

Tal vez en este momento te digas: "Justo eso es lo que me ocurre. ¿Hay esperanza?"

Sí, te contesto, hay esperanza, si bien no todos los casos culminan con el nacimiento de un hijo. La esperanza es que llegarás a una solución, aunque se trate de alguna alternativa.

Inevitablemente, aquí tocaré asuntos técnicos, definiciones, estadísticas y descubrimientos de los que han estudiado el tema con dedicación. Intentaré hacerlo en forma sencilla, presentando las preguntas más comunes sobre el tema y respondiéndolas con información actualizada.

De antemano te pido que lo leas con atención y tomes la información como la he reunido y te la ofrezco: como una guía, como una vía hacia la luz que desvanezca la oscuridad que en ocasiones podría invadirte.

¿Qué nos dice la Organización Mundial de la Salud?

Respecto a la infertilidad, la Organización Mundial de la Salud —perteneciente a las Naciones Unidas, la institución de mayor importancia en el mundo en este ámbito, que dirige y coordina los asuntos de sanidad internacional— sostiene:

Aun cuando no se cuenta con estimaciones muy precisas de su incidencia pues varían según la región geográfica, cerca del 8% de las parejas experimentan algún problema de infertilidad durante su vida fértil.

¿Qué nos dicen otras estadísticas?

La Red Latinoamericana de Reproducción Asistida (Redlara) y el Consenso Nacional Mexicano de Reproducción Asistida nos dicen:

Se estima que 15% de las parejas en países desarrollados son infértiles. No ha habido cambio en la prevalencia, pero se ha incrementado la demanda de tratamientos durante la última década, porque se cree que ahora son más efectivos.[4]

La falta de precisión en las estimaciones se debe, en gran parte, a que muchas parejas no recurren a tratamientos o no comparten la situación que viven. El primer paso recomendable a toda persona en esta circunstancia es informarse, para luego tomar la decisión que más le convenga. Con este libro das ese primer paso.

¿Cuál es el impacto emocional de la infertilidad?

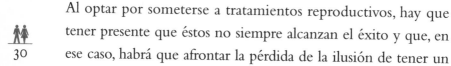

Al optar por someterse a tratamientos reproductivos, hay que tener presente que éstos no siempre alcanzan el éxito y que, en ese caso, habrá que afrontar la pérdida de la ilusión de tener un hijo biológico y prepararse para pensar en alternativas que se exponen más adelante. Es decir, la infertilidad y el impacto emocional que genera, no terminan necesariamente cuando nace el hijo tan deseado o cuando se decide suspender los tratamientos; es un proceso que ya inició en el mundo interno de la persona y en su forma de percibir la vida, y que por lo general deja una huella o herida más o menos duradera; todo depende de cómo se tome. El tiempo interno es diferente al tiempo externo o cronológico; el aparato psíquico elabora el dolor con otro ritmo y de otra forma, en ocasiones no con la rapidez que se desea, y el dolor puede marcar a la persona.

La infertilidad compete a la esencia, al punto más íntimo de la feminidad, de la masculinidad y de la relación con el propio cuerpo. La identidad se ve amenazada por sentimientos y preocupaciones respecto a su autoestima, su imagen corporal y su salud física, al grado de sentirse defectuoso(a). Una razón de estos sentimientos es no disponer de información sobre el aspecto emocional y las secuelas de esta experiencia en la pareja y en quienes la rodean.

¿Cómo contemplar la medicina reproductiva?

En nuestros días cada vez más personas utilizan la medicina reproductiva para formar una familia. No hablo sólo de la pareja heterosexual, pues parejas del mismo género también toman esta decisión, ni de la pareja en sí, ya que acuden a los consultorios muchas mujeres y hombres que no necesariamente tienen pareja. Las razones para decidir someterse a estos tratamientos son distintas y variadas, pero la presión emocional, económica y física que conllevan está presente en cada caso y ejerce un efecto único en cada individuo.

En el tema de la tecnología reproductiva y la infertilidad conviene considerar siempre los aspectos médico y psicológico, mente y cuerpo, porque están integrados de una forma compleja y no pueden separarse. La infertilidad es un problema más profundo de lo que se pensaba, que genera sentimientos muy dolorosos que afectan los conceptos fundamentales de la propia sexualidad, la autoimagen y los planes de vida en cada persona y pareja. El sentimiento más mencionado por los involucrados es soledad.

El dolor secreto que acompaña a quienes no pueden tener hijos y que se sumergen en el mundo de la tecnología reproductiva es complejo y muchas veces ni siquiera los más allegados saben lo que su ser querido está viviendo. Con frecuencia él o ella pueden continuar con sus actividades y proyectar que se encuentran "bien", pero lo cierto es que en su interior radica el dolor de no poder tener hijos.

Por todo lo anterior, es fundamental hacerse de la mayor información posible sobre el tema, con miras a entender su grado de complejidad e intensidad, así como la huella que la experiencia deja en la vida de las personas.

Toma este libro como tu manual de cabecera, consúltalo siempre que lo creas conveniente y necesario, absorbe la información y elige qué es lo que más se adapta a tus circunstancias.

Reflexiones sobre la introducción

Por favor, lee las siguientes preguntas, reflexiona sobre ellas, relee cualquier sección del capítulo que consideres necesaria y, en los espacios, contesta lo que corresponda en tu caso. Enseguida te presento mis recomendaciones.

¿Has tenido dificultades para llevar un embarazo a buen término? ¿Qué sentimientos han causado en ti? ¿Y en tu pareja?

Te recomiendo:

- Mira en tu interior, explóralo y reconoce, primero ante ti misma, y luego ante la persona con quien elijas compartirlo, lo que estás sintiendo.

¿Entiendes a fondo lo que significa el término *infertilidad*? ¿Cómo lo describirías, en tus propias palabras?

> **Te recomiendo:**
>
> - Uno de los pasos esenciales para resolver un problema de cualquier tipo es comprenderlo, con el fin de poder vislumbrar las posibles soluciones.

¿Cuáles serían algunos pasos a seguir a partir de aquí?

_____

_____

_____

_____

_____

> **Te recomiendo:**
>
> - Si tienes ya claro en qué consiste tu condición, podrás trazar un mapa con los pasos a seguir para emprender el arduo camino hacia su resolución.

Notas para la introducción

[1] Asociación Mexicana de la Medicina de la Reproducción, A.C. (AMMR), 2015 <www.ammr.mx>.

[2] *Ídem.*

[3] Menning, Barbara Eck, *Infertility. A Guide for the Childless Couple*, Prentice Hall Press, Nueva York, 1988.

[4] Kably Ambe, Alberto, Carlos Salazar López Ortiz, Claudio Serviere Zaragoza *et al*, "Consenso Nacional Mexicano de Reproducción Asistida", en *Revista Mexicana de Medicina de la Reproducción,* 2012, 5(2): 68-113.

Lecturas recomendadas para la introducción

Asociación Mexicana de la Medicina de la Reproducción, A.C. (AMMR) <www.ammr.mx>.
Red Latinoamericana de Reproducción Asistida (Redlara) <www.redlara.com>.
Organización Mundial de la Salud (OMS) <www.who.int/es>.

Sugerencias o recursos adicionales

El primer paso trascendental en la vida de una mujer, o una pareja, que, tras un número razonable de intentos, no logra llevar a buen término un embarazo, es admitir que puede tratarse de un caso de infertilidad y que como tal requiere tratamiento lo más pronto posible. El segundo consiste en hacer a un lado los temores y entrar de lleno en el asunto para buscarle solución. ¡Atrévete!

CAPÍTULO 1

Mitos sobre la fertilidad

Durante un largo trecho de la historia, la actitud de las personas respecto a la formación de una familia se basaba en muchos aspectos que poco tenían que ver con una decisión propia y autónoma: la religión, la conformación de la sociedad y sus reglas, la conveniencia económica y los intereses políticos, entre otros.

En la actualidad, se percibe que el control sobre la vida personal es mayor que en ningún otro momento histórico: se disfruta mayor libertad para tomar decisiones sobre intereses profesionales, personales y de pareja, y por encima de todo, sobre cuál sería el momento para pensar en tener una familia. Sin embargo, es una fantasía considerar que en todos los casos cuando se decida tener un bebé así sucederá.

¿Qué es fertilidad?

Hemos hablado ya de la infertilidad, pero en realidad todo empieza con definir lo que es fertilidad:

La fertilidad en la mujer se entiende como la habilidad para concebir y tener un bebé con vida, y en el hombre, como la capacidad para embarazar a una mujer. Con base en esta definición, en la mayoría de los casos la infertilidad se puede conocer cuando ya es un hecho.[1]

Se le llama también infertilidad primaria, la infertilidad secundaria se explicará más adelante.

La infertilidad no es solamente una incomodidad, es un problema complicado del aparato reproductor que dificulta una de las funciones básicas del cuerpo: la reproducción, la capacidad de tener hijos. La concepción es un proceso complicado que depende de varios factores. En el hombre, la producción de esperma de buena calidad; en la mujer, la producción de óvulos de buena calidad, la habilidad del esperma de fecundar el óvulo y la habilidad del óvulo fecundado (embrión), de que se implante en el útero de la madre. Para que el embarazo llegue a término, el embrión debe estar en buenas condiciones, ser sano, y el nivel hormonal de la mujer, adecuado para que el embarazo se logre. Cuando uno solo de estos factores falla, aparece un problema de infertilidad.[2]

¿Es cierto que hay muchos mitos alrededor de la infertilidad?

Posiblemente ansías saber cómo reaccionarás en caso de hallarte en esta situación. Ante la sorpresa, incluso el *shock* de la noticia, tanto tú como tu pareja tendrán que lidiar con una serie de mitos. Un mito se entiende como una forma primitiva de ver el mundo y busca relacionar lo conocido con lo desconocido.[3] También, la atribución a una persona o cosa de cualidades o excelencias que no tienen, o bien una realidad de la que carecen.[4]

Aunque la ciencia es un campo de investigación y datos concretos, no se escapa a la presencia de mitos populares que representan una señal de angustia y un intento por comprender y explicar lo que se está viviendo.

¿De qué mitos se trata?

Al encarar la noticia de que la infertilidad es parte de la situación que vives, algo que dificulta mucho el proceso es pensar en todo lo que se dice al respecto, mucho de lo cual se resume en una palabra: *mito*.

Con el ánimo de aclarar estas creencias falsas y alentarte a desecharlas, a continuación presento algunos de los mitos más frecuentes sobre el tema.

La infertilidad es un problema de la mujer

En muchas culturas, tradicionales y no tan tradicionales, durante siglos se responsabilizó a la mujer de la infertilidad. Si tú has estado en ese caso, o conoces a alguien que ha pasado por ello, sabrás muy bien lo que esto quiere decir.

Sin embargo, para sorpresa de muchos, en casi la mitad de los casos de infertilidad el problema es del hombre.

¿Qué ocurre en nuestro país? La Red Latinoamericana de Reproducción Asistida, la American Society of Reproductive

Medicine y la Organización Mundial de la Salud coinciden en afirmar que las causas de la infertilidad son varias y dependen de cada población. En términos generales, 40% son de origen femenino, 40% de origen masculino, 10% de la pareja y 10% de causas no explicadas.

Según el Consenso Nacional Mexicano de Reproducción Asistida, se calcula que en 50% de los casos el problema corresponde a la mujer y en 40%, al hombre; también, que hasta 30% de parejas infértiles padece infertilidad inexplicable. Esto indica cuán variables pueden ser las estadísticas debido a las diferencias entre regiones y países. Sin embargo, es importante saber que el problema no es sólo de la mujer, como se pensó por mucho tiempo, sino también del hombre; ése ha sido uno de los grandes logros de la medicina reproductiva.[5]

En el pasado, infinidad de casos se trataban estudiando sólo a la mujer. Era impensable que el hombre pudiera tener un problema de infertilidad. Ahora mismo, con todos los adelantos de la ciencia, muchas familias o grupos sociales no pueden creer que el problema sea del hombre o de ambos.

De esta información se desprende que, desde el primer diagnóstico, es indispensable evaluar con cuidado tanto a hombres como a mujeres.

En la infertilidad influyen factores psicológicos

En torno a la infertilidad, los avances científicos apoyan ahora mucho más que antes y eso contribuye a que la carga emocional muchas veces se reduzca. Después de todo, saber qué sucede es ya un paso en el camino a la solución. En el pasado bastante reciente

—hablamos de la década de 1970—, sólo se podía realizar un diagnóstico en 40% de los casos de infertilidad; para el resto no había una explicación física. Por consiguiente, se atribuían a factores emocionales. En la actualidad, 90% de los casos tiene una causa física bien definida.[6] Por supuesto, recibir un diagnóstico de este tipo despierta emociones cuya intensidad dependerá de su interconexión con la historia de cada persona y del momento por el que atraviesa su relación de pareja; sin embargo, se ha comprobado que en gran cantidad de casos, las crisis y las respuestas emocionales de los pacientes son más bien la reacción a un problema médico.

Algo distinto ocurre con los casos ubicados en el grupo de infertilidad por causa desconocida o infertilidad no comprobada. Como es natural, estas parejas viven una situación de gran confusión y soledad, ya que, por muy doloroso que sea el diagnóstico, es mejor saber cuál es el problema. Años con la incertidumbre y bombardeos de explicaciones que, al fin y al cabo, no les dan claridad ni una base sólida para apoyarse, representan una carga. Simplemente no pueden concebir y desconocen el porqué.

Puesto que la incertidumbre es más difícil de elaborar desde el punto de vista psicológico —no hay un objeto o una causa en dónde enfocar parte de la angustia—, muchas personas en esa situación tienden a pensar que lo que les ocurre es emocional. Otras optan por esperar a que los avances de la tecnología puedan ofrecerles una explicación en un momento dado.

Cuando no se encuentra una causa médica al problema puede surgir tensión en la relación médico-paciente que lleva a la pareja a "peregrinar" de un doctor a otro, lo cual, además de ser desgastante, implica correr el riesgo de toparse con charlatanes que prometan algo que otros especialistas saben que no es posible conseguir.

Si esto es lo que estás viviendo, te recomiendo consultar con otro experto la posible causa de la infertilidad, pero no perder un tiempo valioso al acudir a un médico tras otro.

La infertilidad es incurable

Si has escuchado una sentencia como ésta, seguramente habrá sido como una puñalada. Si no has logrado llevar un embarazo a término y recibes el diagnóstico de algún problema reproductivo, podrías inclinarte a pensar que no tiene solución. No lo hagas. Recuerda que, a medida que la medicina reproductiva avanza, se abren más opciones.

Con los avances de la tecnología, se espera de 25 a 30% de tasa de éxito por ciclo. Quizá sea necesario repetir varias veces el tratamiento antes de tener éxito.[7]

La infertilidad es una disfunción sexual

Si esto te preocupa, no hay tanta razón para ello. Por lo general no existe relación entre la satisfacción o la actividad sexuales y la capacidad para concebir. Los hombres y las mujeres infértiles son capaces de experimentar las mismas respuestas sexuales físicas y emocionales que las demás parejas.[8] Por otra parte, hay que ser cuidadoso, pues ciertamente la tensión que generan los tratamientos y la angustia de no poder tener al hijo deseado sí pueden afectar la relación de pareja.

La pareja infértil se divierte mucho al intentar concebir

Esto es totalmente falso. El sexo programado no es agradable; es más, en la mayoría de los casos, las relaciones sexuales llegan a deteriorarse por la infertilidad. La vida íntima de la pareja queda expuesta y es regida por un protocolo médico.

No puede haber problemas de infertilidad cuando la pareja ya tiene un hijo

Lo cierto es que existe la infertilidad secundaria, definida como incapacidad para llevar a término un embarazo después de haber tenido uno o más hijos. Eso representa una gran sorpresa para quien lo enfrenta. "¿Cómo es posible que si ya tenía uno o incluso varios hijos, ahora sea tan difícil lograr tener otro?", se preguntan. En realidad, el cuerpo humano, tanto desde el punto de vista físico como psíquico, es dinámico. El que una pareja ya tenga un hijo no garantiza que puedan concebir otro; muchas veces no es así. Algunos autores plantean que es más común que la infertilidad primaria.[9]

Si adoptas, seguro te embarazarás

Éste es uno de los mitos más dolorosos a los que se enfrenta la pareja infértil. Primero, sugiere que la adopción es el camino para llegar a la meta y no la meta en sí misma.

Algunos especialistas han estudiado el fenómeno de parejas que adoptan y después logran el embarazo, incluso sin tratamientos. ¿Qué significa esto? Simplemente que sí existe la posibilidad de que una pareja conciba y tenga un hijo después de adoptar, aunque, por llamar tanto la atención, los casos dan la impresión de ser más frecuentes de lo que en realidad son.

No te dejes confundir con este mito, pues podrías considerar adoptar porque "seguramente" así podrás tener un bebé biológico. Sin embargo, como veremos más adelante, el proceso emocional para conseguir la adopción es complicado por las pérdidas que se enfrentan y que hay que asimilar.

La meta es lograr el embarazo

La meta real es que el embarazo llegue a término y que el resultado sea un bebé con vida. Parece una diferencia mínima, pero, considerando todo lo que puede suceder desde el momento en que se escucha "El resultado es positivo, estás embarazada", hasta aquél en el que nace el bebé, es mejor calificar el embarazo como un logro muy importante, pero no como la meta.

Más es mejor

Algunas veces, en nuestra ansia de lograr algo, abusamos de un medicamento, de cierto alimento, de un determinado régimen alimentario. ¿Te ha ocurrido? De ahí que, impulsadas por uno de los deseos que más carga emocional conllevan, el de tener un hijo, muchas mujeres piensen: "Si tomo mayor dosis de hormonas, responderé mejor a los tratamientos", "Si me transfieren más embriones, tendré mejores probabilidades", "Si tres embriones son buenos, cinco son mejor", "Triates suena bien", etcétera.

Muchas mujeres en situación de infertilidad presionan o insisten en una o más opciones, pensando que así tendrán resultados positivos. El médico puede comprender su angustia y desesperación, pero pensar que en el campo de la medicina reproductiva "más es mejor" en ocasiones resulta complicado e incluso peligroso.

Un ejemplo presentado más adelante aborda un caso de embarazo múltiple en el que, por el alto riesgo que implicaba, se tuvo que decidir "terminar" con uno de los embriones. ¿A cuál escoger? ¿Cómo afecta esta decisión a la futura familia? ¿Quién decide algo como esto?

Por muy difícil que parezca, si consideras que las técnicas de reproducción asistida provienen de la ciencia, verás que las decisiones que tomes al respecto tienen que ser objetivas y buscar lo más conveniente y mejor para ti. No es recomendable recurrir a más medicamentos y embriones, pues ello podría dar paso, por ejemplo, a una sobreestimulación de los ovarios. Todas estas técnicas implican riesgos, así que cuidado con apresurarte a tomar decisiones o presionar al equipo médico, ya que después estos riesgos podrían ser más que los beneficios.[10]

Con los adelantos de la medicina reproductiva, cualquier persona de cualquier edad puede tener hijos

¡Cuidado con esta creencia! Aun con los avances de la medicina reproductiva, es necesario tomar en cuenta que un porcentaje de pacientes no logra tener un bebé con vida y debe pensar en otras alternativas como adoptar o vivir sin hijos.

Presta atención al tiempo que tomes para solicitar ayuda médica: es un factor de suma importancia porque si la infertilidad se prolonga durante más de tres años, las probabilidades de lograr el embarazo se reducen considerablemente. Por tanto, para obtener el beneficio de los tratamientos actuales, solicita una consulta especializada lo más pronto posible.[11]

La edad de la mujer influye y seguirá influyendo porque, sobre todo después de los 35 años, las posibilidades de embarazo bajan en forma lenta y progresiva. En el hombre no se ha comprobado una relación entre la edad y las posibilidades de embarazo, pero después de los 50 años son más frecuentes algunas enfermedades que pueden comprometer la reproducción.[12]

Si miras hacia otros países, en todo el mundo, y especialmente en las naciones desarrolladas, la mujer espera más tiempo para tener hijos. En Estados Unidos, en promedio, el primer hijo les llega a los 30 años. El índice de mujeres que tienen a su primer hijo después de los 35 años de edad ha aumentado ocho veces desde 1970. En ese momento, de cada 1000 nacimientos, uno se debía a técnicas de reproducción asistida; actualmente, el aumento es de 12 nacimientos por cada 1000.[13]

¿Qué indican estas cifras? Que si una mujer deja transcurrir el tiempo de espera, cuanto más edad tenga, más altas serán las probabilidades de que necesite hacer uso de técnicas de reproducción asistida.

No pienses que tu cuerpo es predecible y que los avances de la medicina "pueden con todo", eso es un mito y un error. Sí, han ayudado a un buen número de parejas a formar sus familias, pero aún prevalecen retos difíciles de vencer.

El dolor emocional y las crisis acaban cuando la persona termina o suspende los tratamientos

El mundo interno tiene un ritmo y una manera de funcionar distintos de los del mundo externo. En ocasiones, aunque la mujer o la pareja logre formar su familia o decida vivir sin hijos, la experiencia de dolor y la angustia de no poder tenerlos define su vida futura. Cierto, la lucha emprendida y el tiempo que transcurra ayudan, y leer e informarse sobre el tema es un apoyo para contemplar esta experiencia bajo otra luz, pero el proceso emocional y el ritmo interno de cada persona no terminan cuando cesan los tratamientos.

Experiencias positivas y negativas, imágenes y recuerdos, y las pérdidas sufridas en este camino, perduran por más tiempo y proporcionan otro nivel de madurez, de profundidad y de percepción ante la vida y el dolor.

Por ello te sugiero que hables de este tema, lo estudies y comprendas mejor su impacto emocional en ti, en tu relación de pareja, en la relación con tus hijos —los cuales luchaste tanto para concebir— y en general, en la vida de todos los que atraviesan una experiencia similar, que no termina inmediatamente, ni cuando quisieras que lo hiciera.

Reflexiones sobre el capítulo 1

Por favor, lee las siguientes preguntas, reflexiona sobre ellas, relee cualquier sección del capítulo que consideres necesaria y, en los espacios, contesta lo que corresponda en tu caso. Enseguida te presento mis recomendaciones.

¿Te identificas con algunos de los mitos sobre la infertilidad? ¿Con cuáles y por qué?

_____

_____

_____

_____

Te recomiendo:

- Investiga al respecto. Cualquier problema o dificultad que tengamos, se aligerará si sabemos sobre el asunto, si despejamos las dudas y las creencias falsas en torno a ello.

Con más conocimientos sobre el tema, ¿cuáles detectas que están influyendo en ti en estos momentos? ¿En tu pareja? ¿En ambos?

_____

_____

_____

Te recomiendo:

- En primerísimo lugar, y siempre, habla con tu pareja. Sobre el tema, sobre todo lo que representa, sobre lo que significa para ustedes, sobre su unión, sobre su impacto en su relación de pareja y en su relación con los demás.

Si alguno de estos mitos, o varios, representan un problema en tu vida y en tu relación con tu pareja y los demás, ¿cómo piensas que puedes resolverlo?

_____

_____

_____

_____

_____

_____

Te recomiendo:

- Ya habiendo establecido la tan fundamental comunicación entre ambos, definan los problemas que la situación está causando y fijen los objetivos para "cambiar el chip" y enfocar el asunto de distinta manera, más saludable y propositiva. En estos casos todo depende de la actitud, de la retroalimentación constante y de encarar la batalla en forma compartida.

Notas para el capítulo 1

[1] American Society of Reproductive Medicine (ASRM), <www.asrm.org>.

[2] *Ídem.*

[3] Menning, Barbara Eck, *Infertility. A Guide for the Childless Couple*, Prentice Hall Press, Nueva York, 1988, p. 94.

[4] Real Academia Española, *Diccionario de la Lengua Española*, Espasa, España, 2001, p. 1516.

[5] Kably Ambe, Alberto, Carlos Salazar López Ortiz, Claudio Serviere Zaragoza *et al,* "Consenso Nacional Mexicano de Reproducción Asistida", en *Revista Mexicana de Medicina de la Reproducción*, 2012, 5(2): 68-113.

[6] Hammer, Linda Burns, "Infertility as Boundary Ambiguity: One Theoretical Perspective", en *Family Process,* vol. 26, septiembre de 1987, pp. 359-372.

[7] Kably Ambe *et al., op. cit.*

[8] Jaffe, Janet, Martha Ourieff Diamond y David J. Diamond, *Unsung Lullabies*, St. Martin's Griffin, Nueva York, 2014, p. 58.

[9] Domar, Alice D., *Conquering Infertility*, Penguin Books, Estados Unidos, 2004, p. 154.

[10] Wisot, Arthur y David Meldrum, *Conceptions and Misconceptions*, Hartley and Mark, Vancouver, 2004.

[11] Red Latinoamericana de Reproducción Asistida (Redlara) <www.redlara.com>.

[12] *Ídem.*

[13] Mann, Mali, *Psychoanalytic Aspects of Assisted Reproductive Technology,* Karnac, Londres, 2014, p. 45.

Lecturas recomendadas para este capítulo

Asociación Mexicana para la Medicina de la Reproducción (AMMR) <www.ammr.com>.
Resolve (asociación en Estados Unidos para el apoyo de personas con problemas de infertilidad) <www.resolve.org>.

Sugerencias o recursos adicionales

Los mitos y las falsas creencias se combaten con hechos y verdades. La información es el inicio y la base del crecimiento, de la aceptación, del avance por el camino más adecuado. Infórmate, lee, rodéate de personas que se interesen en el tema que ahora más te interesa, recurre a profesionales, afronta tu situación con la mayor claridad de pensamiento que puedas reunir.

Sobre la importancia de la lectura, Paul Ricoeur, filósofo y antropólogo francés, explica:

El acto de leer se transforma así en el momento crucial de cualquier análisis. Sobre él descansa la capacidad del relato para transfigurar la experiencia del lector [...] la mediación entre el hombre y el mundo, eso es lo que se llama *referencialidad*; la mediación entre el hombre y el hombre, ésa es la *comunicabilidad*; la mediación entre el hombre y él mismo, ésa es la *comprensión de sí*.*

---

* Paul Ricoeur, "La vida: un relato en busca de narrador", en *Ágora: Papeles de filosofía*, vol. 25, núm. 2, 2006, pp. 9-22.

CAPÍTULO 2

Antecedentes históricos de la infertilidad

Incluyo este capítulo porque considero conveniente que te adentres en lo que la fertilidad y la infertilidad han representado a lo largo de la historia. Como sucede con muchos otros aspectos o temas, si tú enfrentas una situación de infertilidad, podrías en un principio sentirte aislada del mundo, "distinta" de las demás integrantes de tu grupo, ajena a muchos aspectos de la vida cotidiana en los que no participas por no tener hijos y, sobre todo, podrías incluso pensar que esto sólo te ocurre a ti.

Ni te ocurre sólo a ti ahora, ni ha sido privativo de ciertas mujeres en ciertas épocas, esto viene desde siempre. Piénsalo y verás que la información te ayudará a asumir una postura diferente al respecto.

Vayamos, pues, a lo que ha sucedido en épocas anteriores.

¿Cuál ha sido el papel de la infertilidad en la historia?

La incapacidad para tener hijos ha sido un tema central en la historia de la humanidad; ha provocado gran impacto en las personas que viven este problema, y en la sociedad en general.

A lo largo de los siglos las personas se han apoyado en cualquier cosa o fuerza capaz de ayudarlas a ser madres y padres. Cada palabra que nos han transmitido, cada remedio y ritual nos atan a un punto en común. La infertilidad es tan antigua como la especie humana.[1]

Si bien tener altos índices de nacimientos ya no es tan importante como lo fue en el pasado —de hecho, se han convertido en tema de preocupación en muchos países—, la gente conserva valores sociales, religiosos y culturales que transmiten que el objetivo de cada hombre y mujer jóvenes es casarse y reproducirse.

Vale la pena anotar que el pensamiento humano evolucionó desde los estadios más primitivos del pensamiento mágico hasta desembocar en la ciencia. Así los hombres empezaron a dominar la naturaleza, en tanto que las mujeres comenzaron a ocuparse de los productos de la tierra; con el paso del tiempo, su capacidad procreadora se asoció con el poder de la fertilidad.[2]

Desde la época en que los seres humanos eran cazadores, el hombre salía a "trabajar" para proveer comida a su familia. Debido en parte a las demandas que exige el embarazo y alimentar a los recién nacidos, el trabajo de la mujer consistió en hacerse cargo de su hogar y de la crianza de sus hijos. Las diferencias en los roles de género entre hombres y mujeres tejieron la base de la sociedad actual, lo cual se ha reflejado en el arte, la religión y la mitología alrededor del mundo.[3]

Antecedentes históricos de la infertilidad

Las fuentes más remotas que se conservan de los inicios y los avances de la civilización humana indican que la obsesión por la fertilidad ha estado presente a lo largo del tiempo. En gran medida esto se debe a que esta fertilidad —de la gente y de la tierra— era condición necesaria para la sobrevivencia. Si la tierra prosperaba y daba fruto, también su gente prosperaría; pero si, por ejemplo, se presentaba una sequía terrible, ésta acabaría tanto con los cultivos como con los habitantes humanos.

Probablemente, los documentos más antiguos sobre la concepción, el cuerpo femenino y sus trastornos son dos papiros egipcios fechados alrededor del año 1900 a.C. En ellos todos los problemas de la mujer se atribuyen a una mala posición del útero y proponen distintas formas para reubicarlo en su lugar y así recuperar la salud. Se pensaba que el útero se desplazaba dentro del cuerpo de la mujer y era capaz de presionar y perturbar otros órganos.[4]

En una época posterior, en el tratado *Sobre las enfermedades de las mujeres*, Hipócrates afirmó: "Dormirá con su marido sobre todo en las épocas oportunas, porque si recibe el semen y queda encinta, se purgará al dar a luz, y con esta purgación se eliminarán las materias que estaban retenidas". Esta forma de pensar reducía a la mujer a su función reproductora, revestida aquí con un poder "sanador".[5]

Por su parte, ya en nuestros días, una gran pensadora y luchadora de nuestros tiempos, de orígenes indígenas y cercanos a la tierra, Rigoberta Menchú, describe la importancia de la tierra y su relación con la gente de la siguiente manera:

En primer lugar, la niñita tiene valor como algo de la tierra, que da su maíz, que da su frijol, que da sus yerbas, que da todo. La tierra es como una madre que multiplica la vida del hombre. También la niña tiene que multiplicar la vida de los demás hombres de nuestra generación y precisamente de nuestros antepasados, que los tenemos que respetar.[6]

Por tanto, en ese entonces, gozar de la capacidad de procrear representaba no sólo una fuerza para sobrevivir, sino también para mantener y respetar a los antepasados. Fallar en este aspecto tenía un efecto en el presente, pero también se ligaba con las raíces, las creencias y los rituales de los pueblos.

¿Cómo se ha explicado la infertilidad a lo largo de los siglos?

Siglos atrás, para entender los fenómenos naturales que influían en la vida, la especie humana desarrolló explicaciones basadas en mitos; más adelante, esto dio lugar a doctrinas religiosas y a códigos sociales más desarrollados. Las explicaciones evolucionaron de un nivel primario a uno más sofisticado. Sin embargo, en el campo de la reproducción llama la atención que muchos conceptos sobre fertilidad e infertilidad han continuado relacionándose, hasta el presente, con mitos y supersticiones.

Un ejemplo de ello se observa en la cultura mexicana, en la que algunas mujeres creían que la infertilidad se debía a la ingestión de comidas frías y se prevenía comiendo tres hojas de maíz negro crudas, una por una, durante tres noches consecutivas de la luna nueva.[7]

Antecedentes históricos de la infertilidad

Una creencia común a todas las culturas tiene que ver con el agua o la lluvia, uno de los símbolos más recurrentes de la fertilidad. Se creía que ésta hacía productiva a la tierra y se le confería un efecto curativo para la mujer que no podía concebir. Por otra parte, solía pensarse que las infértiles podían provocar que los árboles dejaran de dar fruto; de ahí que en Macedonia se acostumbrara impedir que éstas comieran el primer fruto que se recogía del árbol; sólo las que eran madres gozaban de tal honor.

A finales del siglo XIX, cuando algunas mujeres accedieron a la educación, se descubrió una nueva razón de la infertilidad:

El cerebro, por su severa y continua aplicación absorbiendo una gran porción del poder de los nervios, priva a los órganos menstruales de su uso apropiado; su energía natural y su bienestar se ve disminuido (causando esterilidad).[8]

Era impensable que un hombre capaz de realizar el acto sexual resultara infértil. En los libros de texto médicos, la infertilidad se consideraba exclusivamente un asunto o problema femenino.

A lo largo de la historia, la mujer que no ha podido tener hijos ha sido vista (excepto en algunos casos específicos, como la monja en el claustro o la virgen en el templo) como una mujer fracasada, imperfecta, incapaz de defender su propio sexo y privada de la reverencia hipócrita que se le otorga a la que es madre.[9]

Las raíces de algunos mitos y prejuicios sobre la infertilidad son muy profundas y antiguas. En algunos grupos ya se observa una actitud más abierta, sustentada con datos reales. Pero en otros, la falta de información y de aceptación es aún enorme.

¿Qué se hacía para propiciar la fertilidad?

Así como ahora nos apoyamos en la medicina reproductiva, en tiempos remotos se acostumbraba propiciar la fertilidad de varias formas. En muchas culturas se han usado muñecas que representan al hijo o la hija que tanto se desea. En Japón, cuando una mujer no podía embarazarse, sus congéneres mayores acudían a su casa y, con el uso de un muñeco, simulaban que la ayudaban a parir.[10]

En México las indígenas huicholas elaboraban muñecas de tela de algodón y las dejaban en una cueva que creían que estaba habitada por las diosas de la concepción y del parto. Después de un tiempo las recogían y las usaban bajo su ropa, creyendo que esto las ayudaría a concebir.[11]

Algunas plantas y árboles se consideran símbolos de fertilidad. La mandrágora, conocida como la "manzana del amor", es mencionada en el libro del Génesis como una cura para lograr la fertilidad.[12] En Asia, también se creía que las manzanas podían curar la infertilidad, de modo que, para lograr la maternidad, las mujeres infértiles se situaban bajo un manzano.[13]

Una costumbre que se ha mantenido hasta nuestros días consiste en suplicarles a los dioses (o a Dios). En tiempos pasados era una manera aceptada de enfrentar el problema, aunque algunas veces las parejas tenían que consentir y gratificar a los malos espíritus para que detuvieran el mal. En el noroeste de India, cuando los padres de una mujer morían y ella resultaba infértil, se pensaba que éste era un modo en que sus padres le manifestaban su desagrado. Entonces ella debía realizar ciertos rituales para calmar a los espíritus.[14]

¿Cómo se ha calificado a la infertilidad?

Desde mucho tiempo atrás, en este aspecto, aunque el hombre era más fuerte y dominante, la mujer inspiraba el mayor misterio porque era quien podía concebir.[15]

Las mujeres no fértiles han sido llamadas *antimujeres*, no mujeres, no naturales, seres sin sexo, sin bendición, áridas y estériles. Incluso, en diversas ocasiones y circunstancias se menciona a la mujer infértil como alguien sin propósito y sin lugar: "Una mujer sin hijos es como un árbol sin hojas". ¿Qué te parece?

Según una estudiosa del tema, estos términos significan la negación del crecimiento y del fruto. Los usos metafóricos del lenguaje niegan, excluyen, rompen y lastiman más allá de lo imaginable. Cuando una mujer infértil intenta lidiar con su problema y comprenderlo, se enfrenta con la imagen arruinada y marchita de sí misma. Sus sentimientos de insuficiencia no son mitigados, sino confirmados. Su dignidad es golpeada por el fracaso continuo de no concebir como otras mujeres lo hacen, como una constante afirmación del dolor que vive internamente.[16]

Ejemplos bíblicos

Dos de las primeras imágenes de la mujer infértil en la tradición judeocristiana son Sara y Raquel.

Sara, al no poder tener hijos, ofreció a su esposo Abraham a Agar, su sirvienta, para que así "pudiera tener hijos a través de ella". Cuando Agar concibió, convirtiéndose en la primera madre sustituta o subrogada de la historia, se enfrentó a Sara; ésta intentó negociar duramente con Agar, quien huyó al desierto y fue consolada por un ángel. Sara rio al escuchar la profecía de que sería madre de un varón a los 90 años de edad. Antes de concebir, Abraham la negó como esposa. Cuando nació su hijo Isaac, Sara volvió a lanzar a Agar y a su hijo al desierto, y otra vez, esta última fue bendecida y consolada, y Sara murió. En palabras de Jahn Rehner, en cierta forma se trata de la historia de dos mujeres divididas por la fertilidad: una se burla y la otra traiciona.[17]

El siguiente personaje bíblico es la hermosa Raquel, por quien Jacobo luchó siete años, al cabo de los cuales su suegro le dijo que se casara con Lea, la hermana de su amada, y que tendría que luchar otros siete años por Raquel, que era a quien más quería. Lea fue madre de cuatro varones, en tanto que Raquel no pudo concebir un hijo, pues era estéril. En un momento de desesperación, Raquel le dijo a Jacobo: "¡Dame hijos o moriré!" Jacobo dirigió su enojo a Raquel y le contestó: "¿Acaso estoy en el lugar de Dios, que privó a tu matriz de poder dar fruto?", a lo que ella replicó: "Aquí está mi sirvienta Bilah, entra en ella y así podré tener hijos a través de ella".[18]

Otros ejemplos históricos

Algunos personajes históricos padecieron problemas de infertilidad, pero a gran parte de ellos no se les menciona. En *El naranjo* (1993), Carlos Fuentes hace mención de la primera esposa de Hernán Cortés:

> Aguilar y las comadres están de acuerdo en que mi nacimiento [está hablando el hijo de Cortés y la Malinche] es lo que volvió loca de celos a la estéril de Catalina Xuárez, casada con él en

Cuba y traída a México al caer el imperio, la única mujer de mi padre que nunca le dio hijos. Enferma, siempre malita, hachada en un estrado, inútil y quejumbrosa, por mi culpa tuvo esta mujer una disputa con mi padre, según cuentan las criadas [...] La mujer se murió de su flujo de su menstruación. Esta Marcaida estaba siempre muy enferma de madre.[19]

Otro ejemplo es el de Catalina de Médici, reina de Francia, quien fue infértil por nueve años. Durante ese periodo hizo todo lo posible, todo lo que en ese momento se sabía o se creía sobre tratamientos de infertilidad. En los siguientes 10 años pudo parir cada año. ¿Habría sobrevivido en la historia Catalina de Médici si esos nueve años se hubieran prolongado? ¿Se habría perdido en las páginas de la historia si no hubiera podido tener hijos, como le sucedió a la consorte del emperador de China en 1850 (que fue sustituida por una consorte menor, Tzu Hsi, quien parió un varón sano)?[20]

La cultura popular también influye en la percepción que se tiene de los roles en la reproducción. Piensa en los programas de televisión que has visto desde que eras pequeña: el mensaje constante es el de familias con hijos... y generalmente, ¡con muchos hijos! Esto, junto con las historias que escuchaste y leíste desde niña, influye en las imágenes internas que vas construyendo en relación con lo que tú misma esperas sobre la familia.[21]

¿Cómo ha intervenido la Iglesia en el tema?

Actualmente se establecen nuevos códigos sobre el comportamiento sexual en las distintas religiones. San Agustín ejerció una profunda influencia al proclamar que el acto sexual, aun con la propia esposa, era una debilidad y un pecado si se evitaba la concepción de alguna forma. Para quienes veían, o todavía ven, el placer sexual como un pecado, éste se perdonaba si el resultado era la procreación. La maternidad purificó el sexo y también purificó a la mujer, considerada desde la primera transgresión o el primer pecado: "Adán no fue engañado, la mujer fue engañada y se convirtió en transgresora. Así la mujer se salvará procreando hijos".[22]

Es importante recordar que, si bien la existencia del espermatozoide en el semen se descubrió en el siglo XVII, en 1677, cuando Leeuwenhoek desarrolló el microscopio, y utilizando los propios observó y describió espermatozoides, no fue sino hasta mucho después cuando se reveló el importante papel que éstos desempeñan en la reproducción. Eso sucedió en 1780, año en que Spallanzani puntualizó que únicamente la unión de un huevo y un espermatozoide dan origen a un embrión.[23]

En algunas religiones el matrimonio puede ser anulado si se comprueba que la mujer es infértil; sin embargo, esta ley no se aplica si se demuestra que el hombre no lo es. En los matrimonios poligámicos a una mujer infértil se le remplaza con rapidez por una nueva.[24]

¿Qué nos dice el ámbito de la medicina desde una perspectiva histórica?

En el ámbito de la medicina también se han externado diversas opiniones sobre la infertilidad. Por ejemplo, durante muchos siglos se creyó que en el acto de la concepción el hombre daba la "semilla" y la mujer el alma. Si nacía una niña, el alma era sospechosa. Si se presentaba un embarazo no logrado, o no se concebía, la mujer era tachada de "alma pobre". Y esta calificación ya presentaba un avance, pues antes del Concilio de Trento se pensaba que la mujer ¡no tenía alma![25]

Las pruebas de infertilidad más antiguas que se conocen datan del año 2000 a. C. Para someterse a una prueba, la mujer infértil debía tomar agua de melón mezclada con la leche de la madre de un varón. Las que eructaban después de beber eran consideradas infértiles. En la antigua Grecia, Hipócrates expuso la teoría de que la fertilidad de una mujer se comprobaba pidiéndole que se pusiera durante la noche un ajo en la vagina. Al día siguiente, si ésta desprendía olor a ajo, era señal de que su cuerpo funcionaba de modo adecuado.[26]

Estos procedimientos han llevado a las personas y a la sociedad a hacer todos los intentos posibles para lograr una de las cosas más valoradas a lo largo del tiempo: la familia.

> La más antigua de todas las sociedades y la única natural es la de la familia [...] Por lo tanto, la familia es, si se quiere, el primer modelo de las sociedades políticas: el jefe ha sido la imagen del padre, el pueblo es la imagen de los hijos y todos, nacidos iguales y libres.[27]

La familia conyugal o "nuclear", tal como la conocemos hoy en Occidente, es la culminación de una larga evolución, del siglo XVI al siglo XVIII, resultando en el núcleo padre-madre-hijo.[28]

No es de sorprender, entonces, que haya reacciones tan profundas a los problemas reproductivos. Probablemente una parte de ellas y del dolor que invade a los involucrados tiene que ver con los antecedentes históricos de cada persona y los que han permanecido en la sociedad a lo largo del tiempo. El pasado y el presente están unidos interactuando en el mundo interno del ser humano y esos mitos, esas creencias y esos rituales le han ayudado a intentar comprender y enfrentar el dolor de la infertilidad.

Creo que la lección más importante que podemos tomar de todo lo anterior es que, vengamos de donde vengamos y sean cuales sean nuestros antecedentes, los seres humanos hemos compartido desde siempre sentimientos, creencias, emociones e inteligencia. En mayor o menor medida, sufrimos las dificultades que una situación de infertilidad implica y con el mismo espíritu podemos buscarle solución. Y ahora la ciencia nos ofrece un abanico de oportunidades al respecto.

Reflexiones sobre el capítulo 2

Por favor, lee las siguientes preguntas, reflexiona sobre ellas, relee cualquier sección del capítulo que consideres necesaria y, en los espacios, contesta lo que corresponda en tu caso. Enseguida te presento mis recomendaciones.

¿Puedes identificar en ti alguna de las creencias antiguas? ¿Crees que la infertilidad es un problema que se ha heredado de una generación a otra desde hace siglos? ¿O piensas que se presenta más bien ahora, en la época moderna? ¿A qué lo atribuyes?

Te recomiendo:
- La historia siempre nos da las bases para entender a fondo cualquier situación. Es muy conveniente que leas sobre la infertilidad, que indagues cómo se abordaba desde la Antigüedad y cuál fue su evolución. Así podrás evaluar lo que ocurre actualmente y sacar conclusiones sobre si ahora es más frecuente y cuáles pueden ser las causas.

¿Te parece que la infertilidad se relaciona con las fuerzas de la naturaleza? ¿En qué forma?

_____

_____

_____

_____

Te recomiendo:

- Cuando no encontramos respuesta a algo, cuando no sabemos por qué ocurre, le atribuimos orígenes divinos o simplemente naturales. Analiza lo que sucede en tu caso.

¿Piensas que la religión se ha relacionado con los problemas para tener hijos? ¿Cómo?

_____

_____

_____

_____

Te recomiendo:

- En primer lugar, ¿tienes creencias religiosas? Reflexiona sobre sus cánones y costumbres, y estudia si ejercen alguna influencia en lo que respecta a concebir, a tener hijos o no.

¿Crees que la responsabilidad de llevar un embarazo a buen término es del hombre o de la mujer? ¿Que la presión por no tener hijos se ejerce por igual sobre él que sobre ella? ¿Qué sucede en tu caso?

Te recomiendo:

- Lo que tú pienses al respecto, lo que te ocurra a ti y a tu pareja, juega un papel trascendental para poder resolver la dificultad. Dilucídalo y sé propositiva, decide cómo enfrentarás la presión social (en la forma más positiva posible) y cuál será tu estrategia a seguir.

Notas para el capítulo 2

[1] Sha, Janet, *Mothers of Thyme: Customs and Rituals of Infertility and Miscarriage*, University Station, Minneapolis, 1990, p. 4.

[2] Melamedoff, Silvia G., *Esterilidad, aspectos médicos, psicológicos y vivenciales*, Akadia, Buenos Aires, 2005, pp. 88, 90.

[3] Jaffe, Janet, Martha Ourieff Diamond y David J. Diamond, *Unsung Lullabies*, St. Martin's Griffin, Nueva York, 2005, p. 34.

[4] Alkolombre, Patricia, *Deseo de hijo, pasión de hijo*, Letra Viva, Argentina, 2008, p. 214.

[5] *Ibídem*, p. 215.

[6] Burgos, Elizabeth, *Me llamo Rigoberta Menchú y así me nació la conciencia*, Siglo XXI, México, 1993, p. 35.

[7] Sha, *op. cit.*, p. 46.

[8] *Ibídem*, p. 20.

[9] Rehner, Jan, *Infertility: Old Myths, New Meanings*, Second Story Press, Canadá, 1989, p. 27.

[10] Sha, *op. cit.*, p. 35.

[11] *Ibídem*, p. 36.

[12] Menning, Barbara Eck, *Infertility. A Guide for the Childless Couple*, Prentice Hall Press, Nueva York, 1998, p. 95.

[13] Sha, *op. cit.*, p. 26.

[14] *Ídem.*

[15] *Ibídem*, p. 37.

[16] Menning, *op. cit.*, p. 96.

[17] Rehner, Jan, *op. cit.*, p. 23.

[18] Génesis, 30: 1-3, *Biblia de Jerusalem,* Desclée de Brouver, Francia, 1972.

[19] Fuentes, Carlos, *El Naranjo,* Alfaguara, México, 1993, p. 69.

[20] Rehner, *op. cit.,* p. 26.

[21] Jaffe *et al., op. cit.*

[22] Menning, *op. cit.,* p. 97.

[23] Kably Ambe, Alberto, Carlos Salazar López Ortiz, Claudio Serviere Zaragoza *et al,* "Consenso Nacional Mexicano de Reproducción Asistida", en *Revista Mexicana de Medicina de la Reproducción,* vol. 5, núm. 2, 2012, pp. 68-113.

[24] Menning, *op. cit.,* p. 82.

[25] Grela, C., F. Kissling, R. Laverde, M. L. Londaño, S. Marcos, R. M. Mararo y A. M. Portugal, *Mujeres e Iglesia: sexualidad y aborto en América Latina,* Edición Ana María Portugal, México, 1989.

[26] Sha, *op. cit.,* p. 13.

[27] Roudinesco, Elizabeth, *La familia en desorden,* Fondo de Cultura Económica, México, 2005, p. 33.

[28] *Ibídem.* p. 19.

Lecturas recomendadas para este capítulo

Castellanos, Rosario, *Declaración de fe,* Alfaguara, México, 2012.

Sugerencias o recursos adicionales

Los mitos y las falsas creencias se combaten con hechos y verdades. La información es el inicio y la base del crecimiento, de la aceptación, del avance por el camino más adecuado. Infórmate, rodéate de personas que se interesen en el tema que ahora más te interesa, recurre a profesionales, afronta tu situación con la mayor claridad de pensamiento que puedas reunir.

CAPÍTULO 3

Tratamientos de infertilidad: descripción general

No sé, pero algún día lo que has descubierto podrá ser aplicado en la especie humana, para fines y con consecuencias que todavía no podemos imaginar. [Carta de un colega felicitando a Spellanzani, al haber logrado en 1780 una inseminación artificial en un animal.][1]

La ciencia sólo nace cuando uno ha inteligido que no conoce el mundo y por eso tiene que buscar caminos para tomar conocimientos de él.[2]

La tecnología es el conjunto de teorías y técnicas que permiten el aprovechamiento práctico del conocimiento científico. La biotecnología es el estudio científico de células vivas y sus aplicaciones.[3]

Entonces, ¿qué es la bioética? La bioética es el resultado de los avances en biotecnología, y también la práctica de los profesionales de la salud. Se trata de una reflexión sobre cómo deben hacerse estudios, tratamientos y el cuidado de los pacientes. La bioética es una disciplina relativamente nueva, que tiene como finalidad emitir juicios que califiquen los actos humanos en relación con el desarrollo y la preservación de la salud.[4]

Llegamos, apreciada lectora, apreciado lector, a un capítulo que considero fundamental, ya que aquí explicaré —intentando hacerlo con la mayor claridad y sencillez posibles— de forma general algunos tratamientos para casos de infertilidad. Si bien no incluyo todos los que existen, sí son los que han causado mayor discusión y polémica, debido a los aspectos legales, morales, psicológicos y sociales que implican.

¿Sabías que algunas personas invierten más esfuerzo en planear sus vacaciones que en elegir clínicas de FIV? Leer sobre el tema y comprender que tienes el derecho de preguntar e investigar es algo que a la larga te ahorrará tiempo. La elección de la clínica de infertilidad adecuada es muy importante y espero que conforme leas este capítulo te irás percatando de cuántos aspectos deben tomarse en cuenta.[5]

El capítulo está escrito tomando en cuenta lo que para ti significa entender qué puedes esperar y qué camino seguir entre los muchos disponibles. Entremos, entonces, de lleno en el tema.

En nuestros días, y pese al desaliento que puedas sentir en un inicio en relación con el tema de la infertilidad, conviene tomar en cuenta que las parejas en ese tipo de situación tienen 70% de probabilidades de que se descubra cuál es la causa.[6] Otras fuentes hablan de 90% de posibilidades de detectar el problema y obtener un diagnóstico. Por otra parte, más allá de las estadísticas, los descubrimientos derivados de la investigación científica avanzan con mayor rapidez de lo que pueden analizarse en sus contextos éticos, legales y sociales. Estos adelantos de la investigación abren cada vez más opciones y aumentan la esperanza en quienes atraviesan por una experiencia así.

La tecnología reproductiva, que cada día cobra mayor impulso, ha permitido que muchas parejas alrededor del mundo puedan formar una familia. Los avances científicos ofrecen un mayor conocimiento del cuerpo humano; sin embargo, considerar estos tratamientos sólo desde la perspectiva médica sería una percepción incompleta debido a la alta complejidad de su impacto emocional en las personas y en su relación de pareja, así como con su familia, amistades, compañeros de trabajo y con el médico. En el momento en que una pareja decide iniciar algún tratamiento de infertilidad, entra a un mundo de enormes emociones, cuestionamientos y retos.

Al respecto, Paul Ricoeur explica:

> Hay que poner en cuestión la ecuación demasiado simple entre la vida y lo que es vivido. Una vida sólo es un fenómeno biológico en la medida en que no ha sido interpretada [...] la mezcla de actuar y de padecer, de acción y de sufrimiento, constituye la trama misma de la vida.[7]

¿Qué significa esto? Algunos piensan que el camino de la infertilidad se recorre enfrentando sólo el problema médico, pero los tratamientos a los que se someten los pacientes son experiencias que tocan lo más profundo de su ser. Sin embargo, se trata también de experiencias de vida que permiten crecer y descubrir aspectos y fortalezas que se desconocían de uno mismo.[8] Por ello, es necesario interpretar y elaborar su significado para cada uno.

¿Cuáles son las técnicas de reproducción asistida (TRA)?

A continuación analizaremos las diversas técnicas de reproducción asistida, conocidas como TRA, y qué ofrecen a los interesados.

Fertilización *in vitro* (FIV)

Definición
Fecundación por medio de la unión del óvulo con el espermatozoide en un plato de laboratorio, es decir, fuera del cuerpo de la madre.

Sin duda, cuando se trata de aplicar la tecnología a los problemas de infertilidad, el tratamiento más controvertido ha sido la fertilización *in vitro* ("en vidrio") o FIV. Se trata de un óvulo fertilizado en un plato o una charola en condiciones controladas.

Podría decirse que la FIV es el tratamiento más "afamado". La primera "niña de probeta" fue Louise Brown, nacida el 24 de julio de 1978 en Oldham, Inglaterra, gracias a los esfuerzos de los médicos Robert Edwards y Patrick Steptoe. Al desplazar la fertilización fuera del cuerpo de la mujer se logró un avance en la ciencia que marcó un camino en el que no hay marcha atrás.

Igualmente, la FIV es uno de los tratamientos más "populares". Por ejemplo, en Estados Unidos, los métodos de reproducción asistida se han utilizado desde 1981 y más de la mitad de ellos consisten en fertilización *in vitro*.[9] Asimismo, se estima que en el mundo hoy existen cerca de cinco millones de personas que han nacido gracias a estas técnicas.[10]

El médico ginecólogo y obstetra Patrick Steptoe se interesó en extraer un óvulo "nuevo" del cuerpo de la mujer por laparoscopía; el fisiólogo Robert Edwards fue un genio de laboratorio que dedicó su vida a intentar entender y descubrir cómo algo que crece dentro del cuerpo puede desarrollarse y sobrevivir fuera de él. Al trabajar en conjunto lograron la primera fecundación fuera del cuerpo de la madre, así como la concepción y el nacimiento de Louise. Nunca recibieron el premio Nobel por su descubrimiento, que se compara con el del primer trasplante de corazón realizado por Christiaan Barnard, o con el de la penicilina.[11]

Por medio de la FIV, en nuestra era sucede algo nunca imaginado: un niño puede tener varios padres. Quizá te preguntes cómo. Sencillo: puede tener una madre y un padre biológicos, un padre y una madre adoptivos, y una madre sin relación de parentesco con ellos.

¿Cómo se realiza esta técnica que ha cambiado para siempre la definición de *paternidad*? ¿Cómo se puede "programar" el cuerpo de la mujer para devolver el embrión que se sacó de éste con el fin de ser fertilizado en el laboratorio?

Pese a que en la pubertad los ovarios de una joven pueden contener entre 300 000 y 500 000 óvulos, éstos se pierden con rapidez a medida que crecen (por ejemplo, se reducen a 25 000 a los 37 años y a 1 000 a los 51 años). Sólo uno es seleccionado para que madure y ocurra la ovulación. Por consiguiente, en la mujer, la fertilidad tiene una estrecha relación con la edad.[12]

De tal forma, la naturaleza de cada mujer la hace producir un óvulo cada mes. Los médicos que se han especializado en la FIV utilizan medicamentos que "engañan" a la madre Naturaleza para que se produzcan y se maduren varios óvulos y no uno solo.

Para mayor explicación, esta técnica consiste en obtener óvulos de la mujer, fertilizarlos fuera de su cuerpo y regresar directo al útero un embrión; es decir, los óvulos que se obtuvieron, ya fertilizados. Los pasos seguidos son cuatro:

1. Estimulación ovárica.
2. Retiro u obtención de los óvulos.
3. Fertilización de los óvulos.
4. Transferencia del embrión al cuerpo de la mujer.

Paso 1. Estimulación ovárica

En esta etapa se receta a la paciente uno o varios medicamentos con el fin de inhibir la glándula pituitaria para que no mande la señal a los ovarios y, por tanto, no ocurra la ovulación. Con los ovarios "descansados", el especialista receta otros medicamentos para que se produzcan varios óvulos que sean de buena calidad y, algo muy importante, que maduren al mismo tiempo. Según la situación de la paciente, se harán distintas combinaciones de medicamentos para incrementar el número de óvulos de cada ciclo.

En esta etapa, el control se ejerce como sigue: el óvulo flota dentro del folículo, que funciona como una incubadora y es el sitio donde el óvulo madura. El desarrollo de los folículos se monitorea con ultrasonido y con pruebas de sangre que indican el nivel de estrógeno. Cuando las pruebas indican que el folículo está a punto de romperse, se aplica una inyección que dispara la maduración del óvulo. El cálculo preciso de la hora de ésta es esencial para que el tratamiento funcione.

El médico encargado evalúa continuamente la respuesta de los ovarios a todos estos medicamentos hasta que la mujer logre pasar a la siguiente etapa. Otras veces, desafortunadamente, los ciclos deben cancelarse o descontinuarse por una mala respuesta al tratamiento. Como es natural, eso genera una intensa frustración en la pareja; su ilusión se ve interrumpida porque, a pesar del apoyo de los medicamentos, no se presenta la respuesta adecuada.

Paso 2. Retiro u obtención de los óvulos

El retiro de los óvulos se lleva a cabo mediante una cirugía. Para ello, una vez más, el cálculo debe ser exacto porque si el médico deja pasar más tiempo, ocurre la ovulación y todo el tratamiento perece. La meta de la FIV es que los óvulos se extraigan o retiren cuando alcancen la madurez suficiente para que el folículo esté a punto de romperse, pero antes de presentarse la ovulación.

En esta etapa, el médico le pide a la mujer que se administre una inyección a una hora exacta. A pesar de la tensión que se vive en ese momento, algunos pacientes tienen anécdotas cómicas e inusuales. Por ejemplo, una pareja fue al teatro y llevaron con ellos su inyección. Al llegar el tiempo de la aplicación ¡no sabían a dónde ir! Lo intentaron detrás de una cortina, pero algunas personas los vieron y se asustaron, por lo que acabaron en el baño de mujeres inyectándose a tiempo. Cuando se dieron cuenta de lo ocurrido, se reían por el carácter cómico de su situación y por la angustia que vivieron para encontrar un lugar "adecuado".[13]

La extracción se realiza siguiendo un procedimiento transvaginal que suele practicarse con anestesia general, sin necesidad de hacer herida alguna. Una vez que la paciente está anestesiada, el médico pasa a través de la pared vaginal una jeringa que, succionando, absorbe los folículos. El profesional puede guiarse con ultrasonido para ver el interior del cuerpo de la mujer.

El biólogo o la bióloga supervisan y evalúan con cuidado los óvulos recolectados. Éstos se dejan en una charola que contiene una solución especial, donde permanecen por un tiempo antes de ser expuestos al esperma.

El mismo día de la cirugía se pide al hombre que proporcione una muestra de su semen para ser analizada. Para muchos, el momento los hace sentirse muy nerviosos. Por tal razón, algunos médicos prefieren solicitar una muestra al cónyuge antes del procedimiento, para analizarla con calma y congelarla. Así, si el día de la cirugía el hombre no logra producir su muestra o se presenta algún obstáculo, el médico y la pareja pueden estar tranquilos, pues se cuenta con una reserva.

El semen es "lavado" para remover los espermas de apariencia anormal y los que no tienen movilidad.

Paso 3. Fertilización de los óvulos

Una vez que se recolectan el esperma y los óvulos, puede practicarse la FIV. Los óvulos y el esperma se mezclan en una charola (en efecto, el nombre "niño de probeta" en realidad no es adecuado porque en este método no se usa un tubo de ensayo o probeta, sino una charola).

Después de 40 horas aproximadamente, se examinan los óvulos para verificar si fueron fertilizados por los espermas y si están empezando a dividirse en células. Estos óvulos fertilizados son los embriones (término utilizado para describirlos desde la concepción hasta las ocho semanas del embarazo), y si todo va bien, podrán transferirse al útero de la mujer sin pasar por las trompas de Falopio.[14]

Paso 4. Transferencia del embrión al cuerpo de la mujer

Transcurridas entre 40 y 72 horas, algunos de estos óvulos se transfieren al cuerpo de la mujer. La cantidad que debe transferirse ha sido tema de polémica y discusiones entre especialistas y comités de ética. Hace algunos años se transferían hasta cuatro embriones, pero de esa forma aumenta en gran medida el riesgo de un embarazo múltiple con complicaciones serias. Los tratamientos de fertilización *in vitro* tienen éxito si logran el nacimiento de un recién nacido saludable; por consiguiente, conviene evitar el embarazo múltiple. Diferentes y prestigiosas instituciones como la Red Latinoamericana de Reproducción Asistida, la American Society of Reproductive Medicine y la Society for Assisted Reproductive Technology (SART) han desarrollado guías para determinar el número de embriones a transferir. Aunque cada caso es único, en pacientes menores de 35 años se recomienda no transferir más de dos. En pacientes con buen pronóstico reproductivo se recomienda transferir no más de un embrión. En pacientes de 35 a 37 años con buen pronóstico se recomienda transferir dos embriones como máximo. En pacientes de 38 años o más, no más de tres embriones. En el caso de la donación de óvulos, la edad de la donante deberá considerarse al decidir el número de embriones por transferir.[15]

La paciente permanece acostada un par de horas en el consultorio; en algunas clínicas se le pide que guarde reposo el resto del día o quizá más tiempo. Quince días después, acude al laboratorio, en donde le practican la prueba del embarazo. Para muchas, éste es el momento crucial: esperar la llamada del médico y enterarse de si el resultado es positivo o negativo.

¿Cuál suele ser el resultado? Se estima que de 100% de los nacimientos de gemelos, cerca de 50% obedece a tratamientos con reproducción asistida. Asimismo, de 100% de nacimientos de trillizos o más, 90% se deriva de este tipo de procedimientos.[16]

En ocasiones "sobran" embriones, en cuyo caso las parejas tienen varias alternativas:

» Donarlos a otra pareja infértil.
» Donarlos con fines de investigación.
» Destruirlos.
» Congelarlos.

Cada una de estas opciones implica para la pareja una elección difícil, un cuestionamiento y un proceso de decisión complicado.

¿De qué depende el éxito de la FIV?

De varios factores, entre ellos:

» La causa de la infertilidad.
» La respuesta de los ovarios a la estimulación de los medicamentos.

» La calidad de los óvulos y los embriones.

» La capacidad del esperma para fertilizar los óvulos.

» La edad de la paciente.

» La experiencia del equipo médico.

Las estadísticas son referencias que pueden variar de una clínica a otra, pero el dato de mayor importancia y que las parejas deben solicitar al empezar a investigar dónde se realizarán sus tratamientos, es el porcentaje de bebés nacidos vivos (que algunos llaman "bebés que se llevan a casa" o *take home babies*). Muchas veces se les proporcionan datos del número de embarazos obtenidos en determinada clínica pero, como ya se mencionó, por desgracia algunos de éstos no llegan a término o no culminan con el nacimiento de un bebé con vida.

Hay también lo que se llama *embarazo químico*, el cual se presenta cuando, una semana después de realizarse la fertilización y la transferencia de embriones, el nivel hormonal aumenta y la primera prueba de embarazo sale positiva, pero en el ultrasonido no se observa evidencia de dicho embarazo. Algo sucedió y el embrión no se logra implantar, los niveles de hormonas empiezan a bajar y unos días después se confirma que no hubo embarazo. Algunas clínicas pueden incluir este embarazo químico en sus estadísticas de éxito, "inflando" sus resultados.

Cuando se pregunta el índice de bebés que se llevan a casa, las cifras disminuyen y el número que se obtiene puede brindar a la pareja expectativas más reales.

Transferencia intratubárica del cigoto a las trompas de Falopio (zift)

Definición

Procedimiento quirúrgico por el cual se fertilizan óvulos en la charola de un laboratorio y se transfieren los cigotos resultantes (es decir, óvulos fecundados pero aún no divididos) al interior de las trompas de Falopio.

La zift (*zygote intrafallopian transfer*) y la fiv son similares, aunque la primera conlleva el riesgo de embarazos ectópicos. La fiv es la alternativa más utilizada para tratamientos más complejos ante los problemas de infertilidad. En los últimos años se ha avanzado mucho en el área de la tecnología reproductiva y de manera especial en la fiv, que ya no es un procedimiento experimental, sino una práctica médica común. Casos que hace años se consideraban imposibles para la medicina, ahora no lo son gracias al desarrollo de esta técnica.

Inyección intracitoplásmica de espermatozoides (icsi)

Definición

Técnica de reproducción asistida consistente en inyectar un espermatozoide en un óvulo (es decir, en el citoplasma del ovocito), mediante el uso de instrumentos de micromanipulación.

Pienso que te resultará muy interesante conocer la manera como se descubrió el icsi. Algunos científicos buscaban determinar la forma de hacer llegar el esperma a su destino. Durante años, los especialistas en embriones no sabían hasta qué grado se podía manipular el óvulo, temían hacerle daño. En 1990, un médico italiano llamado Gianpiero Palermo asistió a la Universidad Libre de Bruselas, centro de gran importancia en el área de la FIV, a terminar su entrenamiento. Palermo, quien tenía experiencia y especialización como clínico, confesó: "Nunca había visto un laboratorio en mi vida […] Siempre me han gustado las herramientas y las máquinas […] mis papás me describían como un mecánico frustrado".[17]

Su trabajo consistía en intentar que un esperma lograra hacer su función. Experimentaba y se afanaba en el laboratorio tratando de inyectar el esperma en el óvulo de distintas formas. Un día presionó demasiado, la membrana se rompió y el esperma la atravesó. Marcó la charola en la que se encontraban el óvulo y el esperma con un signo de interrogación y al comparar las charolas notó que en la que tenía dicho signo se había logrado la fertilización del óvulo que, más adelante, resultó en un embarazo. En 1992, después de cuatro inyecciones de un esperma en cada óvulo, Palermo y sus colegas publicaron un artículo en la revista inglesa *The Lancet*, titulado "Embarazos después de una inyección intracitoplasmática de un espermatozoide en un óvulo" (*Pregnancies After Intracytoplasmatic Inyection of Single Spermatozoon into an Oocyte*). Palermo llamó ICSI a la nueva técnica. Con los años se ha perfeccionado la pipeta con la que se inyecta el espermatozoide en el óvulo, pues antes era muy larga y podía ocasionar daños en éste. Aunque la ICSI no causó la polémica y la atención mediática surgidas con la primera FIV, se considera como el siguiente gran descubrimiento en la medicina reproductiva.[18]

Más adelante, en marzo de 2003, investigadores en Australia y en el Reino Unido compararon a bebés que nacieron de forma natural y bebés que fueron concebidos con ICSI, sin encontrar diferencias significativas en su desarrollo y la incidencia de problemas congénitos.[19]

Una ventaja muy obvia ofrecida por la ICSI es que ha hecho posible que miles de hombres se convirtieran en padres biológicos. Los hombres infértiles ahora tienen una alternativa que antes no existía: basta un espermatozoide para fecundar un óvulo. Además, el procedimiento es un tratamiento de infertilidad diseñado para el cuerpo del hombre, a diferencia de los demás tratamientos, que se realizan en el cuerpo de la mujer.

Donación de óvulos

Definición

Proceso por el cual mujeres infértiles por menopausia precoz o extirpación de ovarios reciben óvulos de una donante joven y sana, con el fin de lograr la fecundación.

Este procedimiento es indicado para mujeres con diferentes trastornos reproductivos y a menudo se lleva a cabo en aquéllas de edad avanzada. En nuestros días es, de hecho, la única terapia efectiva en estos casos. En Estados Unidos se calcula que cada año se llevan a cabo cerca de 17 000 intentos de embarazo mediante procedimientos de fertilización *in vitro* con óvulos donados.[20]

Por todo lo que este tratamiento implica, la American Society for Reproductive Medicine (ASRM) recomienda que, antes de considerar las donaciones, es importante tomar en cuenta tres aspectos importantes: el médico, el legal y el psicológico (los tratamientos no se recomiendan si alguno de los tres no funciona del todo):

Aspecto médico: el equipo tratante debe examinar y evaluar tanto a la mujer que recibirá los óvulos como a la que va a donarlos; esto incluye contar con una historia médica, explorar si existe alguna enfermedad de transmisión sexual, factores genéticos y condición física.

Aspecto legal: se requiere un contrato en el que se especifique con claridad cuáles son los compromisos, las responsabilidades, los derechos y las expectativas para cada parte. Esto abarca los compromisos económicos (¿quién paga qué y hasta cuándo?) y qué acercamientos debe haber entre las personas que participarán en este procedimiento (¿seguirán viéndose? ¿Puede haber algún tipo de comunicación si se logra el nacimiento de un bebé? ¿La donadora tiene derechos sobre el futuro hijo?).

Aspecto psicológico: se ha observado que a largo plazo la condición psicológica es especialmente relevante para el bienestar del hijo que se va a concebir, para los padres y para la donadora. En la evaluación psicológica se determina la salud mental de cada parte, sus motivaciones, y si los involucrados comprenden las consecuencias, las responsabilidades y los derechos que conlleva todo.[21]

En esta alternativa, como en muchos otros casos, tendrás que considerar también con cuidado el factor económico. Al costo de los óvulos se suma el del seguimiento médico, como consultas y ultrasonidos de la donadora hasta el momento de recolectar los óvulos, así como apoyo emocional para esta última. Si bien puede haber variaciones según la situación y la clínica especializada, los anteriores son sólo algunos aspectos que se consideran en la selección y la obtención de un óvulo donado.

Algunas mujeres enfrentan una dificultad que causa un gran estrés: no tienen óvulos por diversas razones, como menopausia prematura u ovarios maltratados por alguna enfermedad, quimioterapia o radiación. Otras tienen miedo de transmitir genéticamente, vía sus óvulos, alguna discapacidad o padecimiento. Ahora, los avances de la ciencia les ofrecen una solución: cuentan con la opción de recibir óvulos de una congénere.

Si una mujer tiene un útero normal y su pareja no presenta problemas en su cuenta de esperma, podría obtener uno o varios óvulos de otra mujer para que se fertilicen y se transfieran a su útero. Por supuesto, será necesario sincronizar las menstruaciones de ambas. Por ejemplo, hay casos en que la hermana es quien experimenta la fase de estimulación, al inyectarse los medicamentos para producir varios óvulos, los cuales son aspirados y fertilizados con el esperma del cuñado. Los embriones que resulten se transfieren a la hermana infértil.[22] En otros casos, la donadora es una desconocida que acepta correr el riesgo que implica este proceso porque a ella se le dará estimulación hormonal para que produzca más óvulos. Por otra parte, la extracción de los óvulos conlleva cierta incomodidad.

Esta técnica también ha causado polémica, debates y cuestionamientos sobre los aspectos éticos y legales. Un caso fue el de Australia, donde el gobierno prohibió el uso de óvulos donados, pero no el de esperma. Dadas las protestas de los ciudadanos, pocos días después levantaron la prohibición.[23]

No obstante su carácter complejo, actualmente esta moderna técnica ya es un logro real de la ciencia que permite reservar óvulos que "sobran" después de un ciclo para utilizarlos en el siguiente tratamiento o, en casos de enfermedades como cáncer, por ejemplo, congelar y "guardar" óvulos para que la mujer tenga la opción de aprovecharlos.

Los miembros de la pareja infértil son los padres legales del hijo o la hija y la donadora no tiene derecho a reclamarlo. Tampoco el hijo o la hija puede reclamar a la donadora. En 1984 ocurrió el primer nacimiento de un bebé mediante una donación de este tipo en una mujer sin ovarios, procedimiento en el cual se creó un ciclo menstrual "artificial". El índice de éxito obtenido con este método es mayor que el de cualquier tratamiento. Lo ideal es que la donadora tenga entre 25 y 35 años de edad, y que haya procreado hijos propios. Incluso, se exige que haya terminado de formar su familia y que tenga una relación de pareja estable. En algunos programas es requisito que la donadora, su cónyuge y la pareja infértil reciban apoyo emocional durante todo el procedimiento.[24]

La donación de óvulos se ha convertido también en un gran negocio y los óvulos donados tienen un costo alto. Aun así, muchas mujeres no están dispuestas, ni siquiera por dinero, a vivir la turbulencia emocional causada por las hormonas y la estimulación ovárica que implica.

Donación de esperma

Definición

Proceso de reproducción asistida (inseminación artificial o fecundación in vitro) por el cual un varón dona su semen con fines de fecundación.

Los bancos de esperma resultan útiles para hombres con baja cantidad de espermatozoides y también para los que siguen tratamientos de quimioterapia o radiaciones, que de esta forma "guardan" su muestra para no perder la oportunidad de tener un hijo. Cuando un hombre enfrenta problemas con su conteo de espermas, puede recurrir a una donación por intermediación del banco de espermas. En algunos casos se combina el esperma del donador con el del cónyuge y la mujer decide cuántos óvulos se fertilizarán con el esperma de cada uno.

La congelación del esperma no es muy complicada, razón por la cual los bancos de esperma se iniciaron mucho antes de desarrollarse la FIV. En 1880, Mantegazza inauguró el primer banco de esperma veterinario en el mundo con fines netamente comerciales. En 1949 se diseñaron técnicas de congelación y descongelación de esperma incluyendo el humano.[25]

El procedimiento en la donación de esperma o de óvulos puede ser relativamente sencillo, pero eso no disminuye su efecto emocional, el cual es lógico pues se incorpora a una tercera persona en un proceso que tradicionalmente ha sido de dos. Además, uno es el padre biológico y el otro, el donador. En relación con este último surgen incertidumbres y fantasías que pueden acompañar a la pareja a lo largo de su vida. Después de todo, tener que recurrir a un donador o una donadora significa una pérdida que los tocará de distintas formas y provoca que muchas parejas decidan no comentar con nadie que usaron estas técnicas.

Inseminación artificial o inseminación intrauterina (IIU)

Definición

Proceso por el cual el esperma es depositado en el útero, el cérvix o las trompas de Falopio por medios mecánicos, con el objetivo de lograr la concepción.

Comúnmente se le llama *inseminación artificial* y, aunque podría parecerte ya cosa del pasado, sigue en uso. En este procedimiento se introduce semen dentro de la vagina o del útero de manera artificial y no por relaciones sexuales. Puede utilizarse semen del cónyuge o de un donador.

Algunas situaciones en las que se aplica el método son: cuando la cuenta de esperma es baja; cuando es deficiente la calidad de los espermas (densidad, morfología, movilidad, viscosidad y volumen); cuando hay impotencia, eyaculación precoz o infertilidad inexplicable tanto en él como en ella o en ambos; cuando en la mujer se presenta endometriosis leve e infertilidad por factores inmunológicos. No se recomienda con trompas de Falopio bloqueadas ni para quienes tienen parejas con conteo o calidad de esperma baja o inexistente.[26]

¿Qué cantidad es normal? A partir de 20 millones de espermas por mililitro es normal, los cuales deben reunir las otras características para que lleguen al óvulo.[27]

¿Cómo funciona la inseminación artificial o IIU?

Tras la ovulación, con un catéter se inyecta una muestra de esperma en el útero a través del cérvix. Según la clínica, puede incluirse un medicamento o unas inyecciones para estimular los folículos; en algunas se induce la ovulación y en otras simplemente se espera a que ésta ocurra. Idealmente, se lleva a cabo seis horas después de la ovulación, lo cual se determina con ultrasonido o con predicción de la ovulación. La tasa de éxito es de alrededor de 10% en cada ciclo, pero los medicamentos pueden mejorar y aumentar las probabilidades de embarazo.

¿Cuántas inseminaciones se pueden probar?

Se sugieren tres, aunque lo mejor es comentarlo con el médico pues hay que considerar aspectos como la edad y el tipo de problema, porque tres inseminaciones implican dedicar más tiempo y dinero. Probablemente sea recomendable empezar a considerar tratamientos más complejos.[28]

Cuándo comenzó todo

El médico italiano Lazzaro Spallanzani (1729-1799), expresó en una carta lo siguiente:

> La técnica es muy sencilla. Sólo es cuestión de inyectar el esperma en la vagina. Contrario a lo que piensa la mayoría de la gente, no hay que tener cuidados especiales con la luz, el aire o el calor [...] He oído de un grupo de mujeres lesbianas [...] que se inseminaban ellas mismas usando un instrumento de cocina que es una jeringa para inyectar el pavo. Así es, de los que tienes en tu cocina. Me pareció una gran idea. De modo que decidí usarla.[29]

Los primeros antecedentes de inseminación artificial se remontan al Medio Oriente, cuando se practicaba en animales, aproximadamente en el siglo XIV. En 1790, John Hunter recogió en una jeringa caliente el semen de un comerciante y lo depositó en la vagina de su mujer con resultados exitosos, lo que constituye el primer procedimiento registrado de inseminación artificial exitoso en humanos. Ya en 1940 se diseñaron técnicas de congelación y descongelación de esperma, incluyendo el humano; asimismo, surgió la idea de añadir antibióticos a las muestras de semen, para evitar la transmisión de enfermedades venéreas. Para 1950 la inseminación artificial ya era una industria establecida y en 1953 se reportó el primer embarazo utilizando semen congelado.[30]

Las primeras críticas sostenían que se trataba de un pecado. Al respecto, en 1883 un juez francés señaló: "Es importante para la dignidad del matrimonio que estos procedimientos no se transfieran del campo científico al de la práctica". Con el tiempo, las personas aceptaron que, al estar involucrado el médico, sobre todo uno especializado en infertilidad, se podría cambiar el aspecto pecaminoso de este procedimiento. Se llegó a insistir en que la mujer inseminada debería tener un coeficiente intelectual de 120 o más. Otros pasaban por cuestionamientos y obstáculos realmente ofensivos para corroborar que la pareja estuviera casada.[31]

Te presento este ejemplo:

Una pareja joven con apellido italiano fue remitida a nuestro consultorio [...] Aparentemente sabían que no practicábamos inseminación artificial en parejas católicas [...] Durante la entrevista nos dijeron que su religión era otra. Al darse cuenta de que sospechábamos, la esposa nos dijo: "¡Ay, doctor!, usted sabe que somos católicos. ¿Qué tiene que ver eso?" Después de una larga discusión, pudimos convencerlos de que su mejor opción era la adopción.[32]

Los médicos asumían "funciones sacerdotales". En ocasiones, los aspectos morales se debaten en términos clínicos y las decisiones éticas como juicios médicos.

Recordemos que hace mucho el sexo se consideraba impuro; pues, así como la maternidad lo "purificó", la inseminación artificial fue aceptada cuando se le nombró *procedimiento médico*. Darle un significado y simbolización distintos al mismo evento marcó la diferencia ante pacientes, profesionales y la sociedad.

Igualmente, así como los anticonceptivos permitieron el sexo sin procreación, la inseminación artificial permitió la procreación sin sexo. Por ello, su técnica se ha considerado una práctica médica, aunque los razonamientos para lograrlo son muy oscuros.

Inseminación artificial por donador

En 1884, un médico de Filadelfia llamado William Pancoast decidió experimentar con una paciente cuyo esposo era infértil. La anestesió para lo que ella creía que era un procedimiento de rutina y, utilizando el esperma de un estudiante de medicina que consideró adecuado y atractivo, inseminó a la paciente sin pedir autorización de ella ni de su esposo. Éste fue el primer caso de inseminación artificial con donación de esperma. Si bien Pancoast le dijo al esposo lo que hizo, la mujer nunca se enteró y murió pensando que su marido era el padre biológico de su hijo. Así nació este procedimiento que por muchos años fue la única opción para la infertilidad masculina.

Para 1900, la inseminación con donador se practicaba en Estados Unidos y en Inglaterra. Después de la Segunda Guerra Mundial, muchos soldados regresaron con daños físicos y psicológicos, y el procedimiento se realizó con mayor frecuencia. Los donadores podían ser los mismos médicos, pero por lo general eran estudiantes de medicina bien parecidos. En algunos casos la línea fue más ambigua porque se mezclaba el semen del donador con el del padre infértil, ritual que mantenía la ficción de que "probablemente" éste sí era el padre biológico. El resultado fueron 30 000 niños nacidos al año por este procedimiento.[33]

Algunas parejas les comunican a sus hijos que fueron concebidos por inseminación artificial, en tanto que otras nunca lo hacen. En ciertos casos de inseminación con donador, el hijo o la hija ha intentado averiguar de quién se trata. En un caso específico, la pareja estaba en trámites de divorcio y la esposa amenazó al marido con que si intentaba quitarle la custodia de su hijo, le informaría que él no era su padre biológico.

Lo cierto es que el cúmulo de nuevos cuestionamientos e incertidumbres de todo tipo generados por estos procedimientos es impresionante y complicado. A ti, ¿qué te parece?

Habiendo analizado los distintos tratamientos de reproducción asistida, pasemos ahora a algunos aspectos adicionales relativos al tema.

Terminación selectiva o reducción embrionaria

Una situación por demás difícil en la reproducción asistida surge cuando se implantan varios embriones y se presenta un embarazo múltiple de tres, cuatro o más hijos. En algunos de estos casos y por razones médicas es necesario realizar una terminación selectiva o reducción embrionaria; esto es, la destrucción de uno o más fetos para aumentar las probabilidades de que el embarazo continúe y los demás fetos sobrevivan, disminuyendo los riesgos para éstos y para la madre. Actualmente no se sabe cuántas personas se han enfrentado a una circunstancia tan desagradable como ésa, que quizá sea de la que menos se habla y se informa. Es difícil saber cuántos embarazos empiezan con triates o cuádruples y terminan con un número más manejable de embriones.

Por lo general, los embriones se reducen a dos y esto se practica entre las semanas nueve y 12; cuanto más temprano se lleve a cabo, menor será el riesgo para la madre y sus futuros hijos. Pero eso no le resta la carga emocional que implica tomar una decisión así.

Podrías cuestionar: ¿cuál es la diferencia entre este procedimiento y un aborto? En este último el embarazo se termina, mientras que en la terminación selectiva o reducción embrionaria, el embarazo continúa.

El feto que es "seleccionado" o "reducido" permanecerá en el vientre de la madre a lo largo del embarazo. ¿A cuál van a escoger? ¿Qué fantasías y emociones puede despertar este procedimiento en cada uno de los padres? ¿Qué impacto tendrá en su relación de pareja y en sus futuros hijos? ¿Se afectará de alguna manera el desarrollo de los fetos que permanecerán con vida?

Como se mencionó en el primer capítulo, uno de los mitos sobre la infertilidad es: "Más es mejor". A continuación, te comparto un fragmento de un caso en el que "más no necesariamente es mejor".

La reducción embrionaria o terminación selectiva resulta difícil desde el momento en que a estas pacientes se les notifica el asunto:

Un día recibí la noticia: estaba embarazada, fue positivo, eran tres. Nos sentimos felices, pero el doctor explicó que por varias razones lo mejor sería no tener a los tres: "Vamos a esperar, porque a veces en las primeras semanas alguno no se logra… Si esto no sucede, tendremos que quitar a uno".

Las semanas transcurren con la ilusión de que el embarazo no presente complicaciones, aunque, paradójicamente, con la esperanza de que alguno de los embriones no sobreviva de forma espontánea.

Una paciente expresaba:

Rezaba para que de forma natural alguno no se lograra. El tiempo pasaba y los tres crecían muy bien. Estábamos contentos, pero, a medida que se acercaba la semana 12 y seguían creciendo, sabía que tendrían que quitar a uno. Yo no quería tomar esa decisión. El ultrasonido me llenaba de emoción porque finalmente estaba embarazada y los tres se veían muy bien…

Una parte de mí no quería correr el riesgo y la otra quería luchar. Alguien me dijo: "Es solamente un procedimiento médico, no es para tanto". Las citas del ultrasonido eran tristes; no dejaba de llorar, crecían muy bien, me daba gusto y después pensaba: "¿Cuál van a seleccionar?" Es horrible. Algunos familiares me aconsejaban que pensara en las razones médicas, y sólo en eso. El doctor explicó que alrededor de la semana 29, por falta de espacio, pueden presentarse complicaciones graves tanto para la madre como para los bebés y a la vez, es cuando intervenir médicamente es muy complicado.

La reducción embrionaria es un ejemplo en el que algunos perciben el dolor de la infertilidad y las situaciones tan complejas que pueden presentarse, meramente como algo médico; lo emocional queda de lado o "no es para tanto". La salud y el bienestar de la madre y de los embriones están en juego y tal vez uno de ellos tendrá que ser seleccionado… Las mujeres que viven esto sufren en cada ultrasonido cuando los ven y se preguntan cuál será.

La reducción embrionaria es un buen ejemplo de cómo el hombre puede pasar inadvertido, cuando en realidad el hecho de que el embarazo no se lleve a cabo en su cuerpo, no significa que no esté sufriendo ante esta decisión tan dolorosa. ¿Ellos no sienten "nada" o no saben qué hacer?

Una paciente relató lo siguiente:

> Mi esposo y yo teníamos una pantalla enfrente, nos tomamos de las manos y lloramos mucho. Los vi, ahí estaban los tres. Cuando la jeringa apareció en la pantalla ya no pude ver. Inyectan al que está más accesible y ahí lo dejan, no pueden extraerlo. Después de unos días regresamos a México, desempacamos en silencio, casi no hablamos y así nos hemos mantenido.

Estos embarazos pueden continuar, pero los ultrasonidos son difíciles. La pareja observa a los fetos que tuvieron oportunidad de seguir y a un lado el "seleccionado", silencioso.

Algunos de estos pacientes pueden llegar a terapia muchos años después, y expresar lo siguiente: "Necesito continuar hablando, para mí esto no ha terminado".

En el caso de la reducción embrionaria, como en otros temas relativos a la reproducción asistida, son pocas las respuestas y más bien hay preguntas. Son adelantos de la medicina que han traído alegría a muchas familias, pero es importante enfrentar también los cuestionamientos que surgen de estos descubrimientos.

Michel Tort (1994), psicoanalista francés, explica:

> El propio recorte de lo somático es lo que condiciona la eventual reintroducción de lo psíquico [...] En un sentido, el campo de los problemas reproductivos puede ser ejemplar por el trabajo de redefinición que se opera en la relación de lo somático y de lo psíquico.[34]

Lo anterior significa que al llegar con el ginecólogo por primera vez, las personas pueden pensar en el cuerpo y el problema médico como algo biológico; sin embargo, si algo nos enseña la infertilidad es que el aspecto psíquico cobra cada vez más importancia. En una experiencia tan dolorosa, los problemas para concebir nos enseñan una vez más que la mente y el cuerpo no pueden separarse.

¿Qué papel juega el médico?

Si vives un problema reproductivo, toma en cuenta que la relación médico-paciente, de por sí compleja en cada área de la medicina, lo es de manera particular en este campo.

El médico ginecólogo es el especialista que trata los problemas reproductivos. Si bien en ocasiones trabaja en conjunto con médicos de otras especialidades, es el ginecólogo quien cuenta con la capacidad y el equipo requeridos para atender a la persona infértil.

El papel del médico es muy difícil. Por un lado, debe "entrometerse" en los aspectos más íntimos de la vida de la persona y, por otro, tendrá que mantener cierta distancia y permitir que cada pareja tome las decisiones que sólo atañen a ésta, aunque proporcionándole la mayor información posible con base en su experiencia.

Se dice fácil. En ocasiones puede ceder ante la desesperación del paciente y precipitarse o posponer alguna decisión importante a lo largo de este proceso. Puede ser difícil saber cuándo dar consejo y cuándo callar.

Así como los pacientes se identifican y proyectan aspectos de su vida en el médico, también éste puede tener proyecciones e identificaciones con sus pacientes. El médico no es ajeno al dolor de las personas que atiende; es esencial que comprenda que no poder tener hijos representa una pérdida profunda para la persona, que seguramente se ligará con otras pérdidas que ha sufrido.

El médico tiene múltiples obligaciones con sus pacientes, como las que se enumeran a continuación:

1. Hablar en la forma más honesta y clara sobre las opciones y las expectativas que pueden tener las personas con problemas de fertilidad, así como los riesgos y los efectos secundarios de los tratamientos correspondientes.
2. Mantenerse actualizado y ofrecer la mejor atención a sus pacientes.
3. Independientemente del resultado obtenido, transmitir a los pacientes que tanto el médico como todo el equipo que lo acompaña están con ellos trabajando juntos para comprender mejor su caso y su problema.
4. Abrir opciones a los pacientes.

En ocasiones el médico da la impresión de no percibir lo que los pacientes están sufriendo; algunos mantienen esta distancia como una defensa para lidiar con el dolor y por lo que cada caso puede despertar en ellos. En algunos casos la lealtad hacia los médicos puede ser exagerada —los pacientes ni siquiera se atreven a pensar en una segunda opinión porque confían "cien por ciento" en su doctor—, en tanto que en otros ocurre lo contrario: los pacientes van de un médico a otro pidiendo opiniones y no se deciden por un especialista.

Por otra parte, el médico suele ser el receptor de la frustración que provocan los ciclos no logrados: "¡No sabe nada!", "¡Nos hizo perder el tiempo!", "¡Nos robó!" Para eso es indicado el trabajo psicoterapéutico y psicoanalítico, donde las personas pueden observar su frustración y comprender cómo muchas veces estas reacciones se proyectan hacia la figura del médico y de su equipo. Descargar el enojo, la impotencia y la angustia sobre el profesional sirve como catarsis o desahogo… temporal.

Como conclusión, procura conseguir el apoyo médico más adecuado para tu caso y sostener una relación saludable con los profesionales que te atienden. Ellos pueden ser un bastión que te brinde seguridad cuando más lo requieras.

¿Mi bebé será normal? ¿Se les debe decir a los hijos cómo fueron concebidos?

Una de las preguntas más comunes que los futuros padres plantean a los médicos es si su hijo será "normal". Como ya se mencionó, a lo largo de los años no se han observado diferencias significativas en el desarrollo de los niños concebidos con tratamientos de infertilidad y los bebés que nacieron sin ellos.

En distintos estudios realizados alrededor del mundo y después de años de seguimiento de estos casos, se ha observado que los niños que nacen como resultado de los tratamientos de reproducción asistida no corren más riesgo de toparse con problemas en el desarrollo escolar o malformaciones, que los niños que no fueron concebidos por ese procedimiento.[35]

¿Qué piensan los padres sobre los tratamientos a los que se sometieron para tener a sus hijos? ¿Los aceptan en su interior? Algunos incluso con el transcurrir del tiempo siguen incómodos con las opciones que eligieron. Otros viven agradecidos porque existen estos avances de la medicina. Las reacciones tienen que ver más con el mundo interno que con lo que es aceptable para los demás.

Cada persona, cada pareja, tiene el derecho de decidir si abre o no con sus hijos el tema de cómo se les concibió, pero para atreverse a hacerlo, tal vez primero deberán nombrar, trabajar y aceptar las decisiones que tomaron y los momentos difíciles que vivieron. Estoy segura de que tú sabrás decidir lo mejor en tu propio caso.

Los puntos de vista social y económico

Han pasado muchos años tras el nacimiento del primer bebé con fertilización *in vitro*, el cual creó conciencia de la penetración de la ciencia en la reproducción humana. No obstante, la tecnología reproductiva se mantiene como un tema de polémica y cuestionamientos constantes. La solución de un problema médico como la infertilidad se ha relacionado con la ética y ha recibido mayor énfasis en este aspecto que en cualquier otro. Se ha dicho, quizá más en teoría que en la práctica, que las decisiones deben tomarlas los participantes; es decir, los pacientes. Nunca, ninguna otra área de la medicina había sido objeto de tanta inspección.

Uno de los aspectos de la tecnología reproductiva que resulta más polémico es el concepto de *familia* que, de acuerdo con algunas personas, siempre debe incluir el matrimonio y los lazos consanguíneos.

¿Todas las personas que se acercan a una clínica de infertilidad son infértiles? No necesariamente. Cada vez más se observan mujeres sin pareja que desean ser madres, parejas del mismo sexo buscando la maternidad y la paternidad, e incluso parejas casadas que no presentan problemas médicos para tener hijos y, sin embargo, buscan estos tratamientos.

Con las nuevas técnicas no es esencial estar casados y los lazos consanguíneos son muy diversos.

Ahora bien, así como la reproducción asistida resuelve muchos problemas, también crea otros. Lo cierto es que la infertilidad se ha convertido en un gran negocio si se toma en cuenta el costo de cirugías, estudios de laboratorio y ultrasonido, medicamentos, consultas médicas y terapias. En la actualidad diversas clínicas ofrecen paquetes y opciones para que los pacientes puedan pagar sus tratamientos. Como todo, eso, a la vez que ofrece ventajas, genera confusión en las personas que buscan con quién y en dónde atender su problema.

Si bien los tratamientos de infertilidad están en auge, aún quedan aspectos muy delicados que la pareja, los profesionales y la sociedad en general tendrán que contemplar. Los pacientes —probablemente tú entre ellos— deben decidir hasta dónde y hasta cuándo quieren que la ciencia intervenga, y muchas veces no hay el tiempo que se quisiera para meditar una decisión poco fácil. Algo es claro: nada puede prepararte para enfrentar los efectos físicos y emocionales de la FIV y de las otras técnicas de reproducción asistida.

El punto de vista feminista

Algunos grupos feministas han cuestionado la tecnología reproductiva por las implicaciones que tiene para la mujer y, en especial, para su cuerpo.

En el libro *Género y bioética* (2014) se plantea que la que siempre debe "poner el cuerpo" es ella, y que algunos de estos tratamientos resultan bastante invasivos. Además, hay una mercantilización de la mujer, sobre todo en la venta de óvulos por parte de mujeres jóvenes y de menores recursos económicos para mujeres mayores (ovodonación). Así como algunos de estos grupos cuestionan firmemente la reproducción asistida, otros plantean que también representan una posibilidad más para alcanzar la maternidad.[36]

A lo largo de la historia, las mujeres han forjado su identidad y su conducta social con base en su capacidad reproductiva. Dado que la reproducción causa un efecto social y las prácticas reproductivas tienen un profundo impacto, real y simbólico, en la comunidad, la libertad de procreación no debe tomarse como algo abstracto. Por ejemplo, desde el punto de vista feminista se cuestiona: ¿a qué precio se debe lograr la maternidad? ¿A costa de qué?[37]

Como ya se mencionó, se puede crear un ser humano con tres madres: la genética, la que lleve el embarazo y la social. ¿Quién será la verdadera?

Por haberse convertido en un gran negocio, muchas feministas temían, o temen, que la tecnología reproductiva esté motivada por las ganancias económicas. Es fácil confundirse y permitir que el fin justifique los medios, que querer lograr un bebé sea lo único importante y las decisiones se tomen sólo sobre esta base.

¿Cómo responder a estas dudas? El deseo de tener un hijo es muy fuerte. Sin embargo, como sociedad hay que enfrentar tales cuestionamientos considerando que, aun si el problema corresponde al hombre, los tratamientos están diseñados para efectuarse en el cuerpo de la mujer. Por consiguiente, es importante tomar en cuenta su salud física y emocional, sus principios y sus creencias, y escuchar cuando diga que "ya no puede más".

Por desgracia, ciertos casos retratan esta preocupación hecha realidad: el cuerpo de la mujer como objeto de un negocio multimillonario, en el que las emociones se hacen a un lado y lo que importa son el "éxito", el aspecto biológico y el costo de los tratamientos. Al hablar del cuerpo, también se piensa en éste como un todo, uniendo lo biológico y lo psíquico: el cuerpo como la historia de cada persona.

Así como existen clínicas serias con especialistas responsables, también hay lugares y situaciones en donde el reclamo de las feministas se hizo realidad. ¡Cuidado!

El desgaste emocional que provocan los tratamientos de infertilidad

Los avances logrados en el campo de la medicina reproductiva son impresionantes y, aunque han despertado esperanzas en las parejas infértiles, en sus familiares, sus amigos y la sociedad, irónicamente son fuente de una ansiedad y un desgaste emocional profundos.

Los tratamientos implican experiencias muy estresantes para la pareja: entrevistas detalladas sobre su actividad sexual; exámenes médicos después del coito; sexo programado; inyecciones diarias; numerosas pruebas de laboratorio; cirugías diagnósticas y recolección de muestras. Todo ello conlleva un costo económico, emocional, físico y temporal, así como un impacto en la vida profesional y personal por el compromiso que exige. Provoca también sentimientos de amenaza, ambivalencia, ansiedad y cambios importantes en su vida diaria. Las expectativas y la esperanza pueden mantenerse por tiempo ilimitado y hay momentos en que se vive una situación sin fin, con altas y bajas, como "una montaña rusa emocional".[38]

¿Cómo opera ese mecanismo? Cuando inicia un intento, la persona siente ilusión y esperanza de que este tratamiento "sí va a funcionar", pero un par de semanas después, si el resultado es negativo, se desploman las expectativas y las ilusiones de obtener un resultado positivo. Muchos comentan que es increíble cómo en tan pocos días pudieron sentir tantas emociones tan intensas.

Otro factor que aumenta los niveles de ansiedad lo constituyen las innumerables visitas para las pruebas de laboratorio… cada una con un costo. Una mujer comentaba que entraba a trabajar a las siete de la mañana y tenía que llegar a su prueba de sangre a las seis y cuarto: "Creo que veo al médico más que a mi esposo", señaló.

Y es que, aun si el problema de infertilidad es del hombre, es ella quien debe dedicar más tiempo a las pruebas y los procedimientos requeridos. Algunas relegan su trabajo y su desarrollo profesional a un segundo lugar, con tal de lograr tener hijos. Otras expresan que su vida ha sido interrumpida y se sienten "fuera de control"; su existencia y sus planes están en manos del especialista y pareciera que todo gira en torno a los tratamientos y a lograr algún día que éstos rindan un resultado positivo.[39]

¿Se corren riesgos con los tratamientos de infertilidad? Sí, pero las parejas no les prestan mayor importancia, tal vez como mecanismo de defensa que les ayuda a tomar fuerza y una actitud positiva para mantener su decisión de tener hijos y seguir inmersos en la medicina reproductiva. Es una forma de bloquear el miedo y la incertidumbre para seguir con los intentos de ser padres. Robert Nachtigall menciona el valor de las primeras pacientes que atravesaron por una FIV, a quienes tenía que abrírseles el abdomen para realizar el procedimiento, pero también incluye a las parejas actuales que eligen esta opción y los retos que impone. Al respecto dice: "Hablamos de infertilidad, una de las motivaciones más poderosas. A veces los pacientes infértiles están tan o más motivados que los pacientes con cáncer".[40]

Al pasar los años y ver hacia atrás, muchas parejas se asombran de lo que soportaron y de cómo vivieron esa invasión en su vida, esos momentos tan intensos y esas desilusiones tan dolorosas que lograron enfrentar. Es una satisfacción darse cuenta de que son más fuertes de lo que imaginaban.

Desde el primer día en que se consulta a un especialista en infertilidad, es difícil asimilar el desgaste que conllevan estos procedimientos, pero en el tercer año la pareja entra en un momento emocional más difícil. A medida que pasa el tiempo —meses o años—, se observan síntomas depresivos, tensión en las relaciones interpersonales, ansiedad y retos más complicados en sus planes y proyectos.

Aunque parece que, en comparación con el hombre, la mujer experimenta más ansiedad, síntomas depresivos y menos satisfacción en su vida, hay que tomar en cuenta que a lo largo de la historia, es a ella a quien se le ha permitido expresar sus emociones. Sin embargo, ahora se sabe que él también sufre profundamente y, más que hacer distinciones de género, conviene intentar comprender cómo vive el dolor cada uno.

Lo cierto es que la ansiedad llega a niveles tan altos que muchas parejas abandonan los tratamientos por ese motivo y no porque consideren que no hay más opciones.

Transplante de útero

¿Qué sigue con los tratamientos de infertilidad? El último logro en este campo es el trasplante de útero. Aunque parezca increíble, algunas mujeres sufren el síndrome de Rokitansky (MRKH), es decir que nacen sin este órgano. Si bien no se ha informado de nacimientos mediante el nuevo y sorprendente descubrimiento, un trasplante de este tipo puede abrirles las puertas de la maternidad a las mujeres con este padecimiento.

A manera de conclusión

¿Qué piensas de todos los factores que hemos analizado? Sopésalos con cuidado pensando que la infertilidad no puede ser tratada exclusivamente como un procedimiento médico, puesto que involucra la esencia de la masculinidad y la feminidad. Pero, sobre todo, no olvides que el cuerpo es un todo que conlleva lo físico y lo psicológico. Ponte en manos de un equipo médico, el cual deberá valorar con cuidado si eres candidata a someterte a estos tratamientos y considerar tu bienestar en todo momento. Cada paciente y cada pareja deberán recibir información en cada paso de este proceso, es su derecho.

La interpretación del problema de infertilidad que te haya tocado vivir dependerá de tus experiencias de vida, el impacto será único y diferente en cada caso. El mismo tratamiento, el mismo médico, pueden tener un significado diferente para cada persona.

Los programas de infertilidad más completos incluyen apoyo y trabajo psicológico con los pacientes, así como capacitación al equipo médico y de enfermeras para sensibilizarlos ante las reacciones que generan los tratamientos de infertilidad en los pacientes y en ellos mismos.

Por supuesto, como todo en la vida, las técnicas de reproducción asistida (TRA) ofrecen ventajas (la posibilidad de formar una familia) y desventajas (su alto costo económico, emocional y temporal). Considera esto al pensar en las distintas opciones.

Espero sinceramente que hayas encontrado la información requerida en este capítulo y que lo aquí descrito te sea de utilidad. Pasemos ahora a las reflexiones.

Reflexiones sobre el capítulo 3

Por favor, lee las siguientes preguntas, reflexiona sobre ellas, relee cualquier sección del capítulo que consideres necesaria y, en los espacios, contesta lo que corresponda en tu caso. Enseguida te presento mis recomendaciones.

Intenta exponer tus dudas y sentimientos respecto a lo que leíste en este capítulo. Por ejemplo, ¿qué piensas de la medicina reproductiva y sus distintos tratamientos? ¿De sus efectos físicos y psicológicos? ¿Qué ocurre en tu caso?

_____

_____

_____

_____

Te recomiendo:

- Explora tus sentimientos, abre tu alma a ellos, eso te ayudará a despejar tus dudas y tu incertidumbre. Ahonda en la valoración de tu estado físico y psicológico, y conviértete en tu mejor apoyo.

¿En qué radica la importancia de la relación médico-paciente? ¿Tienes un médico responsable de tu caso? ¿Cómo es tu relación con él o ella?

Te recomiendo:

- Para tomar una decisión de tanta trascendencia como la de iniciar toda una vorágine de tratamientos de reproducción asistida, es indispensable que encuentres al profesional más adecuado; para ello, investiga, pregunta, solicita consultas para que evalúes al médico, hasta dar con el que más confianza te inspire.

¿Cómo se ha atacado a la reproducción asistida desde el punto de vista moral? ¿Qué opinas al respecto?

Te recomiendo:

- Muchos piensan que tener un hijo en condiciones "fuera de lo normal" es inmoral. Aléjate de quien pretenda inculcarte estas ideas y convéncete de que lo "moral" es hacer lo que más convenga a tu vida, sin perjudicar a nadie por ello.

¿Crees que los niños que nacen por un método de reproducción asistida serán iguales a los demás? ¿En qué piensas que podrían diferenciarse? ¿En qué aspectos serían iguales?

Te recomiendo:

- Lee y relee todo lo que esté a tu alcance sobre el desarrollo de los niños venidos al mundo en estas condiciones. Las estadísticas y los estudios realizados indican que no hay diferencia alguna entre ellos y los demás.

¿Quién crees que puede correr más riesgos con estos tratamientos, la mujer o el hombre? ¿Cuáles serían esos riesgos?

Te recomiendo:

- Al ser la mujer la que somete su cuerpo a los tratamientos, podría correr ciertos riesgos; asegúrate de saber cuáles son.

¿De qué manera crees que los tratamientos de infertilidad impactan la relación de pareja?

_____

_____

_____

_____

Te recomiendo:

- Estos tratamientos pueden minar cualquier relación, incluso pueden llegar a romperla por la frustración y otros sentimientos negativos que despiertan. Lo mejor es estar plenamente consciente de eso al decidir someterse a ellos, y alimentar la relación con amor y entendimiento mutuos.

Preguntas y respuestas

Aquí te presento las respuestas a las preguntas más frecuentes respecto de la reproducción asistida.

¿Cuál es la tasa de éxito de la *IIU* o inseminación artificial?
La tasa es de 10%, pero puede aumentar con los medicamentos.

¿Cuánto tarda y cuán doloroso es este procedimiento?
Unos minutos y las molestias son mínimas: puedes sentirte mojada porque el cérvix se lava con anticipación, y en ocasiones sentir cólicos.

¿Necesito descansar después de la inseminación?
Sí. Permanece acostada unos 30 minutos pero, sobre todo, trata de estar tranquila el resto del día.

¿Cuántas inseminaciones podemos probar antes de la *FIV*?
Se sugiere un máximo de tres, pero es preferible que lo hables con tu médico. Varios intentos pueden tomarte varios meses y más gastos, y tal vez en tu caso sea mejor hacer uno o dos intentos y pasar a otras opciones.

¿Cómo puedo evaluar la clínica?
Asegúrate de que los responsables sean médicos ginecólogos especializados en infertilidad y que cuenten con el equipo adecuado, como ultrasonido, quirófano, laboratorio, biólogo, enfermeras y médicos de guardia, de ser necesario. Es más confiable si tienen alguna certificación como la de Redlara.

¿Qué sucede si todavía no estamos decididos?

Tienes derecho a informarte, conocer distintas clínicas y consultar con el o los médicos que te interesen. Ahora bien, no olvides que la edad de la mujer sigue siendo uno de los factores más importantes para que se logre el embarazo y el nacimiento de tu bebé.

¿Tengo que cambiar mi rutina?

Seguramente tendrás que hacer adaptaciones y cambios a tus hábitos, no subestimes el impacto que esto tendrá en tu rutina y en la de tu pareja.

¿A quién decirle?

Necesitarás apoyo, en particular si tu pareja no puede estar contigo en todo momento o no la tienes. Sin embargo, procura recurrir a alguien que realmente sea un apoyo y no una fuente de constantes preguntas e indiscreciones.

¿Cómo salir adelante si estamos muy estresados?

Lo mejor es leer, conversar, intentar enfrentar sus sentimientos y el diagnóstico que acaban de recibir, pero también pensar en los avances tan impresionantes que ahora existen para tratar estos problemas.

Notas para el capítulo 3

[1] Wikler, Daniel y Norma J. Wikler, "Turkey Baster Babies: The Demecalization of Artificial Insemination", en *The Milbank Quarterly*, vol. 69, núm. 1, 1991.

[2] Freud, Sigmund, "Tótem y tabú", en *Obras completas, t.* xiii, Amorrortu, Buenos Aires, 1984, p. 94.

[3] Real Academia Española, *Diccionario de la Lengua Española*, Espasa, Madrid, 2001, p. 2144.

[4] Sánchez Gómez, Narciso, *Derechos humanos, bioética y biotecnología*, Porrúa, México, 2009, pp. 191-193.

[5] West, Zita, *Fertilidad y embarazo*, Aguilar, México, 2005, p. 154.

[6] Kably Ambe, Alberto, Carlos Salazar López Ortiz, Claudio Serviere Zaragoza *et al*, "Consenso Nacional Mexicano de Reproducción Asistida", en *Revista Mexicana de Medicina de la Reproducción*, vol. 5, núm. 2, 2012, 68-113.

[7] Ricoeur, Paul, *Escritos y conferencias*, Siglo XXI, México, 2009, p. 200.

[8] *Ídem.*

[9] Domar, Alice, *Conquering Infertility*, Penguin Books, Estados Unidos, 2004.

[10] Kably Ambe *et al., op. cit.*

[11] Mundy, Liza, *Everything Conceivable*, Anchor Books, Nueva York, 2008, p. 9.

[12] Kably Ambe *et al., op. cit.*

[13] Wisot, Arthur L. y David R. Meldrum, *Conceptions and Misconceptions*, Hartley and Mark, Vancouver, 2004, p. 140.

[14] American Society for Reproductive Medicine (asrm), <www.asrm.org>.

[15] Kably Ambe *et al., op. cit.*

[16] Chen Serena, "Multiple Births: Risks and Rewards", en *Family Building,* vol. II, núm. 3, 2003.

[17] Mundy, Liza, *Everything Conceivable,* First Anchor Books Editon, Estados Unidos, 2008, pp. 76-77.

[18] *Ídem.*

[19] Wisot, *op. cit.*, p. 211.

[20] Kably *et al., op. cit.*

[21] American Society for Reproductive Medicine, <www.asrm.org>.

[22] Surrey, E., "Treatment for women over 35", en *Family Building*, vol. II, núm. 2, 2003.

[23] Wood, Carl y Robin Riley, *IVF: In Vitro Fertilization,* Hill of Content, Melbourne, 1992.

[24] *Ídem.*

[25] Kably *et al., op. cit.*

[26] *Ídem.*

[27] American Society for Reproductive Medicine <www.asrm.org>.

[28] West, Zita, *Infertilidad y embarazo,* Aguilar, México, pp. 152-153.

[29] Wikler y Wikler, *op. cit.*

[30] Kably *et al., op. cit.*

[31] Wickler y Wickler, *op. cit.*

[32] *Ídem.*

[33] Mundy, Liza, *Everything Conceivable,* Anchor Books, Estados Unidos, 2008, p. 73.

[34] Tort, Michel, *El deseo frío,* Ediciones Nueva Visión, Buenos Aires, 1994, p. 163.

[35] Wisot y Meldrum, *op. cit.*, p. 210.

[36] Casado, María, Florencia Luna y Rodolfo Vázquez, *Género y bioética*, Suprema Corte de Justicia de la Nación-Fontamara, México, 2014, pp. 79-82.

[37] Lauritzen, Paul, "What Price Parenthood?", en *Hastings Center Report*, marzo-abril de 1990, pp. 38-46.

[38] Salzer, Linda, *Surviving Infertility*, Harper Perennial, Nueva York, 1991.

[39] Jaffe, Janet, Martha Ourieff Diamond y David J. Diamond, *Unsung Lullabies*, St. Martin's Griffin, Nueva York, 2005, p. 55.

[40] Mundy, Liza, *Everything Conceivable*, Anchor Books, Estados Unidos, 2008, p. 9.

Lecturas recomendadas para este capítulo

American Society for Reproductive Medicine <www.asrm.org>.

Branden, Nathaniel, *El poder de la autoestima*, Paidós, México, 2013.

Brott, Armin A. y Jennifer Ash, *The Expectant Father*, Abbeville Press Publishers, Nueva York, 2010.

Casado, María, Florencia Luna y Rodolfo Vázquez, *Género y bioética*, Suprema Corte de Justicia de la Nación-Fontamara, México, 2014, pp. 79-82.

Kushner, Harold, *Cuando las cosas malas le suceden a la gente buena*, Vintage, Nueva York, 2006.

West, Zita, *Fertilidad y embarazo*, Aguilar, México, 2005.

Sugerencias o recursos adicionales

Como pudiste ver en este capítulo, son múltiples las opciones a tu alcance para tratar la situación particular que estés viviendo. Puede parecer reiterativo, pero la información es esencial para que encuentres la mejor para ti y tu pareja. Todo con pies de plomo, todo bien pensado y sopesado, todo con la actitud más positiva hacia el resultado que la alternativa elegida te dará. Los tratamientos son eficaces si se llevan a cabo adecuadamente, si acudes con el profesional indicado, si los sigues como es debido y, por supuesto, si son para ti; si no lo son, pues a otra cosa.

CAPÍTULO 4

Proceso emocional ante un problema de infertilidad

La sociedad ha elaborado rituales para consolar a los afligidos ante la muerte. Aquí no hay funeral, ni despertar, ni una tumba en donde poner flores. Los familiares y amigos tal vez nunca lo sepan. Por lo general, la pareja infértil sufre sola.[1]

Como bien sabes —"quizá más que nadie", pensarás—, son muchos los sentimientos relacionados con la infertilidad. Algunos se inclinan hacia el aspecto racional y los albergarás al contemplar las diversas investigaciones y tratamientos disponibles, así como las decisiones que habrás que tomar respecto a otras alternativas. Otros se inclinan más hacia lo irracional y en parte se basan en mitos, supersticiones y pensamientos mágicos infantiles.

Qué mejor reflejo de lo que se siente que este extracto que presento a continuación:

Cuando pierdes algo que puedes tocar, tienes algo tangible por qué llorar. Cuando es alguien que no ha nacido todavía, puedes sufrir por una pérdida que es potencial, por el futuro, por la posibilidad de pasar tu apellido y tus genes, por tener la oportunidad de ser papá.[2]

Si le preguntas a cualquiera que enfrente un problema de infertilidad en qué consiste, es probable que su respuesta sea: "Es algo que nunca había vivido y no imaginé que pudiera ser tan fuerte", y es muy probable que tú estés de acuerdo.

La infertilidad, poderosa y en ocasiones destructiva, deja salir emociones que la persona tal vez desconocía. A veces, en un solo momento, va desde lo más alto de la esperanza hasta lo más profundo de la desilusión. La analogía con una montaña rusa es muy adecuada, excepto que comúnmente parece no haber final.[3]

Las pérdidas son parte de la vida y los seres humanos experimentamos pérdidas de todo tipo, como la muerte (acaso la más temida), una separación, la pérdida del empleo y muchas otras más sutiles o difíciles de detectar. La infertilidad resulta una pérdida intangible que impacta y afecta en gran medida a la persona, sin que esté preparada para esa situación.

> La motivación para tener hijos está determinada por aspectos genéticos, y por factores psicosociales [...] que empiezan en los primeros años de vida [...] Las experiencias personales juegan un papel profundo en la fuerza de las motivaciones para desear hijos.[4]

Sin duda, el deseo de tener hijos es parte de la vida humana. Los conceptos de *maternidad* y *paternidad* están presentes desde la infancia; por ejemplo, el niño y la niña juegan a ser papás y les informan a sus padres cuántos hijos les gustaría tener, incluyendo el número de hombres y de mujeres. Es algo que han pensado con cuidado y que les parece de gran importancia.

A medida que los menores crecen, aprecian el papel tan significativo que los adultos desempeñan en su vida y comprenden la importancia de la maternidad y la paternidad. Además, en este tiempo, la identificación con los padres y con su función es central en el desarrollo de su personalidad y en la manera como se relacionarán con otros seres humanos.

La adolescencia es distinta. En ella, otros aspectos empiezan a ser más significativos que el hecho de ser padres. Eso no significa que el deseo de tener hijos desaparezca, tan sólo se pospone. Los padres y sus representaciones están presentes, aunque el adolescente no lo advierta.

Sin embargo, no hay duda de que las experiencias tempranas son las raíces de las emociones tan intensas que más tarde siente la persona en respuesta a su infertilidad.

¿Qué emociones se viven ante un problema de infertilidad?

La perspectiva teórica de los vaivenes emocionales que se manifiestan en las personas ante las pérdidas y las situaciones traumáticas en general fue propuesta por Elizabeth Kübler-Ross, médica psiquiatra y autora del libro *Sobre la muerte y los moribundos* (1969). La especialista impartió seminarios en los que participaban enfermos terminales que contaban al público acerca de su situación y cómo la atravesaban. En una parte de la mencionada obra escribió: "Mi meta era romper con la barrera de negación profesional que prohibía a los pacientes expresar sus más íntimas preocupaciones". También describe los pasos que sigue un paciente y sus familiares ante un diagnóstico de enfermedad y destaca que no es un camino con una secuencia fija, hay idas y vueltas reiteradas según el modo particular de vivir el padecimiento.[5, 6]

El impacto emocional de la pérdida que para la persona implica no poder tener hijos, así como el impacto de los tratamientos reproductivos, son complicados y profundos. A continuación comparto contigo las emociones que suelen observarse y surgir ante un problema de infertilidad. No necesariamente se presentan en este orden; algunos les llaman *etapas*, pero el término no es preciso pues no se trata de fases en las que inicia una emoción y después continúa la siguiente; el aparato psíquico es dinámico, en algún momento pueden surgir una o más emociones y, más adelante, volver a aparecer.

Sorpresa

¿Esperabas ser infértil? Supongo que no. Lo mismo sucede con la mayoría de las personas. El sentimiento más común, aunque pase rápidamente, es de sorpresa. En la mayoría de los casos, la pareja no sabe si es fértil hasta que deciden procrear. Muchas parejas han usado métodos anticonceptivos durante largo tiempo y algunas han dedicado años a la idea de tener o no tener hijos y cuándo "empezar a buscar".

Por lo general, las personas infértiles no han sufrido problemas de salud graves y el contacto con profesionales de la medicina ha sido escaso. De pronto, las sacude la noticia de que algo en su cuerpo está "mal" y la reacción de sorpresa es de esperarse.

Una sugerencia: procura manejar la sorpresa con inteligencia y reaccionar a tus emociones con ánimo positivo.

Negación

El organismo humano no tolera por mucho tiempo el estado de sorpresa y en algún momento se presenta la negación: "Esto no puede sucederme a mí", "No puede ser cierto lo que nos ocurre."

La negación cumple un propósito: permite que la mente y el cuerpo se ajusten a los acontecimientos, que de otra manera serían aplastantes. Es un mecanismo de defensa que protege a la persona frente a sucesos insostenibles.

Considero que en este caso te será muy útil una de las grandes aportaciones que hiciera Sigmund Freud, el descubridor del psicoanálisis. En 1925 escribió un trabajo titulado *La negación,* en el que explora este mecanismo de la mente. Te comparto un extracto:

> Por tanto, un contenido de representación o de pensamiento reprimido puede irrumpir en la conciencia a condición de que se deje negar [...] Se ve cómo la función intelectual se separa aquí del proceso afectivo [...] Negar algo en el juicio quiere decir, en el fondo: "Eso es algo que yo preferiría reprimir".[7]

Al analizar este mecanismo, que es tan cotidiano y parece sencillo, Freud logró clarificar que la negación sirve para bloquear el afecto. En el caso de la infertilidad, bloquea la angustia y el miedo que se presentan ante ese diagnóstico. La negación es un mecanismo de defensa que intenta lidiar con el dolor psíquico, con una situación amenazante o traumática.

¿Qué sucede en muchos casos de infertilidad? Después de recibir el diagnóstico algunas personas lo niegan, convenciéndose de que todo fue un error o una exageración. Dejan pasar mucho tiempo sin volver al consultorio del especialista. Aunque se trata de una reacción esperada, en algunos casos niegan su problema por mucho tiempo, lo cual implica un costo: el reloj biológico no se detiene, o bien, si se decide por la adopción, después de cierta edad, es más complicado iniciar y llevar a cabo el proceso.

Una sugerencia: adquiere conciencia de que estás negando algo real, algo que está ahí presente, y que más que hacerlo a un lado, amerita enfrentarlo, "tomar al toro por los cuernos".

Soledad

Quizá tú, como muchas personas, prefieres vivir sola este proceso en vez de hablar sobre el tema y exponerte a una serie de consejos gratuitos, como: "Relájate", "Tomen una segunda luna de miel" o "Piensa que ya estás embarazada y seguro te va a suceder". Los amigos bien intencionados siempre sacan a la luz el nombre de un buen médico al que recomiendan, así como historias de niños que se concibieron en forma milagrosa cuando ya no había esperanza.

Te sorprenderías de la poca sensibilidad de mucha gente, cuyas intenciones tal vez sean buenas. Escuchas toda clase de consejos sobre cómo lograr el embarazo, te platican historias de horror sobre los tratamientos y escuchas toneladas de anécdotas de personas que se embarazaron en 15 segundos. Haces lo que sea para protegerte y proteger a tu pareja de todo esto, pero hay algunas cosas que sí te llegan.[8]

Por regla general, se presupone que el problema de infertilidad es de la mujer aunque, como ya señalamos, en 40% de los casos no es así. En los hombres la soledad puede ser especialmente complicada porque tal vez se les dificulte más compartir que viven un problema de infertilidad. Un hombre expresó: "No puedes desahogarte fácilmente con tu pareja, porque se supone que eres el 'fuerte' y, por otra parte, es difícil abrir algo tan íntimo como la infertilidad con tus cuates".

Debido a éstas y a otras actitudes, las parejas infértiles se cuidan de no revelar sus problemas, lo que puede acarrear consecuencias desafortunadas; por ejemplo, que los familiares y amigos supongan que la pareja está empleando algún método anticonceptivo o no haya decidido concebir aún.

¿Has sentido presión y exigencia de familiares, amigos y la sociedad en general para formar una familia, incluso al grado de sentirte hostigada? En teoría, estas presiones deben influir para que la pareja —si formas parte de una— se acerque más. Sin embargo, es difícil que ambos coincidan pues quizá se encuentren en momentos emocionales distintos: uno puede estar listo para empezar a hablar de tratamientos y el otro tal vez todavía no quiera escuchar del tema.

Otra diferencia importante es que uno es hombre y la otra, mujer. ¿Cómo puede ella describir las molestias de la menstruación a alguien que no las ha sentido? ¿Cómo puede él comunicar sus sentimientos acerca del "sexo programado" a quien no necesita, ni tiene, una erección para llevar a cabo el acto sexual? La soledad puede ubicarse entre ellos y en ocasiones surge un distanciamiento que no es fácil de detectar.

Te pregunto: ¿has empezado, como un mecanismo de protección, a eludir reuniones sociales y otros compromisos donde podrías o podrían salir lastimados? ¿Te sientes especialmente sensible en presencia de mujeres embarazadas o en celebraciones de nacimientos y bautizos? Si es así, es probable que obedezcas las normas sociales y asistas a estos acontecimientos, cargues al bebé, compres regalos y envíes felicitaciones, aunque todo eso sea incómodo, como es natural.

La soledad puede ser "sana" cuando se hace de ella un retiro hasta sentirte mejor preparada para lidiar con la situación, o bien llega a tener aspectos patológicos, lo cual depende de cuándo, cuánto y por qué se aísla la pareja. Algunas veces quienes la conforman cambian radicalmente su estilo de vida y la soledad puede alcanzar tales extremos que evaden situaciones que afectan no sólo distintas áreas de su vida, sino la comunicación entre ellos.

Una sugerencia: acepta la soledad, abrázala, gózala cuando sea lo adecuado, pero después elige con quién quieres compartir lo que te ocurre. Las penas compartidas (con las personas adecuadas) se aligeran.

Agresión

Una emoción con la que hay tener cuidado es la agresión, que es una de las respuestas más comunes al afrontar situaciones en las cuales te sientes incomprendida, fuera de control o tratada injustamente. Al iniciar el proceso de investigaciones y tratamientos para intentar resolver el problema, renunciarás en gran medida al control que ejerces sobre tu cuerpo y tus planes de vida. Aunque tanto tú como tu pareja sostengan una buena relación con los médicos, es muy probable que se sientan desamparados, impotentes y frustrados, y tarde o temprano, como respuesta a estas circunstancias desagradables, los invada el coraje.

¡Los tratamientos y las pruebas que te hacen son un fastidio! Aquí están los expertos, las personas que se supone que saben mejor. Cuando los vas a ver, aunque no estés de acuerdo con lo que te proponen, es difícil decirles que no… Son tantas las parejas esperando su turno para pasar que acabas haciendo lo que te recomiendan con tu cuerpo y con tu vida.[9]

La agresión se manifiesta con cuestionamientos lacerantes que aparecen en éste y muchos otros casos: "¿Por qué yo? ¡Hay tanta gente que sí puede y no debería tener hijos!" Este sentimiento es más palpable cuando la pareja hace todos los esfuerzos posibles para concebir, pero el embarazo no sucede. Entonces ten precaución con tu agresión, que podrías manifestar fuera de proporción, desconcertándote tanto a ti y a tu pareja como a quienes conviven con ustedes.

Con frecuencia los sentimientos irracionales son el antifaz o la máscara de una intensa agresión que temes enfrentar y reconocer. Acaso la agresión más destructiva es la que se descarga hacia la pareja y hacia uno mismo, y si no se reconoce, se reprime; pero estas emociones tan poderosas *no desaparecen* limitándose a ignorarlas. Quedarán latentes y al fin y al cabo tendrán un impacto en ti… sólo es cuestión de tiempo.

En ocasiones la agresión se descarga contra Dios, porque muchos se sienten abandonados o ignorados por Él. También puede dirigirse a distintas personas u objetos: enfermeras, médico, compañeros de trabajo, familiares, parejas que tienen hijos o incluso objetos. En cada uno de estos casos, la agresión se enfocará, en parte, en ti misma, en ti mismo. Los mecanismos de defensa intentan proteger al *Yo* y el resultado es la proyección de esta agresión hacia otras personas, cosas o situaciones.

Así también, las decisiones que para otras parejas son bastante sencillas, para las infértiles representan un dilema: ¿deben realizar inversiones o pagos de vivienda u otros planes? ¿Deben aceptar una oferta nueva de trabajo, aunque eso implique mudarse a otra ciudad y dejar a su médico especialista en infertilidad? Si alguno de los dos tiene que hacer un viaje, ¿deberá hacerlo si cae en los días fértiles? Las decisiones sobre continuar sus planes de educación o efectuar cambios en su carrera profesional son difíciles, en particular para la mujer, que no sabe cuándo deberá tomar un tiempo… si logra embarazarse.

> Cuando finalmente tuvimos que reconocer que nunca podríamos tener hijos estaba muy enojada… aunque ya no tenía energías para hacer nada más, estaba agotada, de todas formas me sentía muy mal. Se supone que no debía ser así.[10]

Todos los aspectos de la vida se complican con los problemas reproductivos y el resultado es predecible: agresión (interna y hacia otros).

Una sugerencia: aprende a identificar la agresión y cuando estés a punto de entrar en ella, respira profundamente, piensa en las posibles soluciones al problema y suaviza tu actitud.

Culpa

La culpa es un sentimiento complejo que puede vivirse como una transgresión a una norma, como algo difuso que quizá no sepas por qué lo estás experimentando. También lleva el nombre de *angustia moral* y a veces no cede con el arrepentimiento.[11]

Las distintas definiciones de culpa o sentimiento de culpabilidad coinciden en que se trata de un sentimiento que genera malestar en la persona y que muchas veces no tiene que ver con una situación en particular; en el tema que nos ocupa, esto hace que establezca una relación de causa y efecto entre la infertilidad y cualquier otra cosa que haya hecho o no en su vida. Algunas parejas incluso creen que no han logrado tener hijos porque "algo" hicieron y no lo merecen.

El sentimiento de culpa es una respuesta común ante los problemas de infertilidad: "Sé que hace 10 años no estábamos listos para formar una familia, pero ahora deseo que lo hubiéramos hecho", "Hace años tuve un aborto… tal vez por eso ahora no puedo embarazarme".

Sin embargo, también se ha observado que algunos pacientes "prefieren" culparse a sí mismos a no tener algo o alguien a quién responsabilizar. Es un mecanismo que les da cierto control y les ayuda a lidiar con la ansiedad.[12]

La forma en que cada persona reconoce el sentimiento de culpa en sí misma es única, porque tiene que ver con la manera en que creció y el significado personal que le otorga; por consiguiente, cada miembro de la pareja lo vive en distintos momentos y manifestaciones. Cuando se detecta que la causa de la infertilidad radica en uno de ellos, a menudo él o ella se siente culpable de tener el problema y negarle al otro la posibilidad de formar una familia.

En concordancia con el papel asumido en general por la mujer, se ha encontrado que en la mayoría de los casos es ella quien se siente responsable del problema de infertilidad, aunque en realidad sea el hombre quien lo tiene.[13] El sentimiento de culpabilidad puede desgastar y provocar falta de interés en distintas áreas de su vida.

Una sugerencia: si la culpa se apodera de ti, es conveniente que acudas a algún tipo de terapia o taller en el que puedas trabajarla y admitir que la vida no siempre es justa o te brinda lo que crees merecer.

Disponibilidad para negociar

Otro sentimiento llegará a ti además de los otros mencionados; hablo de la apertura a la negociación. Con cierta desesperación, este sentimiento, o postura, te hace buscar un acuerdo, muchas veces con Dios o con alguna otra fuerza o energía. Intentas ejercer control sobre una situación percibida como incontrolable. El nivel de ansiedad que vives se refleja en el número de negociaciones que estableces con alguien o con algo más; por desgracia, cuanto mayor sea el número de negociaciones, mayor podrá ser la sensación de pérdida.

Le prometí a Dios que trabajaría como voluntaria, empezaría como maestra de escuela los domingos y haría muchas cosas más. Por años me mantuve fielmente en mi parte de la negociación, pero no fui recompensada. No estoy embarazada y… estoy agotada. Yo hice mi parte, ¿por qué Dios no hizo la suya?[14]

En la negociación surgen algunas conductas sorprendentes, en las cuales se mezcla la intelectualización con el pensamiento mágico y los rituales: prácticas religiosas, polvos "mágicos", conocimientos científicos, tiempo de servicio social. Se adoptan actitudes que implican contenerse y "aguantar" como "sacrificio" para que las cosas cambien, con o sin tratamientos, esperando lograr lo que se desea. Todo esto con el fin de lidiar con lo mismo: un dolor psíquico ante una situación que sorprende, frustra y angustia. Al abrirse a la negociación, ésta funciona como un útil mecanismo que ayuda a trabajar el desgaste, la desilusión ante los intentos y el paso del tiempo sin los esperados resultados.

Una sugerencia: cuando sientas que estás dispuesta a negociar, aprovecha el momento y enfócate hacia la solución de la situación que tanto te aflige. Ya no se trata de lamentarte, sino de empezar a actuar.

Depresión

No lo deseo para ninguno de mis apreciados lectores, pero en muchos casos, después de semanas, meses o años de lucha para intentar concebir aparecen distintos síntomas de depresión en la persona afectada. El efecto de los problemas reproductivos en las emociones es tan poderoso y profundo como el de las enfermedades graves.[15]

La fuerza de este sentimiento avasalla y asusta por el grado de ansiedad que se experimenta. Quizá te inunden los pensamientos y temores relacionados con la muerte, ya que estarás frente a frente con tus limitaciones y con el paso inexorable del tiempo. Quizá sientas que este último te lleva a envejecer sin conseguir continuar con la siguiente generación, y esto te causa un nivel de ansiedad importante.

En el *Manual de Diagnóstico Estadístico de Desórdenes Mentales, DSM-5* (2013), la depresión se explica como un estado de desánimo, fatiga, abatimiento, temor, inseguridad, tristeza e indecisión, que puede acompañarse de dificultad para concentrarse, disminución o falta de interés y motivación en uno mismo, en los demás y en el mundo, cuadros psicosomáticos, sensación de "no sentir nada", ansiedad, sentimiento de estar atrapado, desamparo, culpa, cambios en el apetito y el sueño, disminución de la energía, dificultad para disfrutar y sentimiento de que no hay solución para salir de este cuadro.

Estos síntomas pueden ser leves, moderados o graves, según su número, duración e impacto en las distintas áreas de la vida; por ejemplo, es diferente sentirse deprimido pero ser capaz de cumplir con sus responsabilidades, que tener dificultades para seguir socializando, llevar a cabo sus tareas y aun levantarse y salir de casa.[16]

La palabra *melancolía* se utilizó por mucho tiempo para referirse a los cuadros que ahora se conocen como depresión. En 1895, Freud se planteó el problema de la melancolía y en un manuscrito enviado a su gran amigo Wilhem Fliess la relacionó con el duelo; en 1917 publicó un trabajo que ha sido de gran importancia para el estudio de las pérdidas y del proceso de duelo, titulado *Duelo y melancolía*. Aquí analizamos por qué es tan difícil que la persona haga el duelo; es un proceso más complejo de lo que parece, pero necesario para poder elaborar y trabajar la tristeza y la depresión que esto puede ocasionar.

¿Cuáles son las pérdidas que provocan depresión?

La profunda sensación de pérdida, que ya abordamos, ante un problema reproductivo, es uno de los elementos importantes para explicar la depresión. En el caso de la infertilidad, se trata de varias pérdidas complejas y, como ya sabemos, dado que el aparato psíquico es dinámico, éstas pueden vivirse simultáneamente, no en forma consecutiva, lineal u organizada:

- Por supuesto, la primera es el hecho de no poder tener el hijo biológico. La pérdida de la posibilidad de lograr un embarazo, de alimentar al bebé; es decir, amamantarlo, lo que para muchas mujeres es uno de los momentos más especiales de su vida. Algunas lamentan no poder vivir el embarazo, al cual consideran una experiencia biológica y social esencial.
- La pérdida de una continuidad genética, cuando la persona (y la pareja) comprende que no podrá continuar su linaje familiar. Se sufre una intensa tristeza por no poder compartir su vida con ese hijo o esa hija tan deseados.
- La pérdida de la maternidad y la paternidad en sí mismas, que muchas personas —y la sociedad en general— contemplan como el inicio de su adultez, como otro nivel de madurez, como la línea que marca el paso a la siguiente etapa: la vida familiar. Las parejas infértiles se sienten

diferentes de aquellas que ya se han iniciado en dicha etapa.

- La pérdida en las relaciones. El miedo a perder a la pareja por "no cumplir" con la condición esperada, o bien a perder la cercanía y la comunicación en la relación, pues cada persona enfrenta el dolor en forma distinta; la dificultad para entender las necesidades de su pareja. La carga emocional, económica y física de la infertilidad, así como la incapacidad de disfrutar sin las presiones que ahora viven con sus amigos y familiares.

- La pérdida de su estatus y autoimagen. La sociedad deposita valores muy importantes en la maternidad y la paternidad, y las personas que no pueden tener hijos sufren un estigma.

- La pérdida de la espontaneidad en la sexualidad. Las intervenciones y las pruebas que se viven en los tratamientos médicos pueden provocar que los miembros de la pareja se sientan violados o expuestos en su vida privada. El acto sexual se convierte en un trámite "programado" y "exigido", y en un suceso doloroso que les recuerda su infertilidad.

- La posible pérdida de salud física y mental debido al estrés y a la frecuencia y severidad de los tratamientos médicos.

- La pérdida —ya mencionada— del control sobre su vida, mes a mes, junto con la depresión que genera cada menstruación. La pareja siente, cada vez con mayor fuerza, que no puede controlar ni planear su vida. Conforme transcurren los meses sin obtener resultados positivos, las mujeres muestran mayor disposición para cambiar planes de trabajo y vacaciones, así como para pedirles a sus parejas que hagan lo mismo. El hecho de perder otro mes se convierte en una elección intolerable.

- La pérdida de la seguridad económica es una de las más frecuentes, dado el costo de las consultas, pruebas de laboratorio, medicamentos y procedimientos médicos, además del tiempo que necesitan ausentarse del trabajo o el abandono de éste para dedicarse a resolver su problema.
- La pérdida de un sueño o una fantasía: lo justa y predecible que debería ser la vida podría provocar el gran temor de que, si les está ocurriendo esta tragedia, podrían presentarse cosas peores para ellos.

Cada una de las pérdidas mencionadas puede precipitar la depresión en un adulto; imagina entonces lo que para la persona infértil significa experimentar una o varias de ellas u otras pérdidas. Identificarlas, comprender su impacto emocional según tu historia de vida y visualizar la experiencia como un camino al crecimiento, serán pasos importantes hacia el movimiento interno oportuno y la solución. [17, 18]

Una sugerencia: si experimentas este sentimiento con fuerza, nada mejor que someterte a un proceso psicoanalítico y psicoterapéutico, el cual te ayudará a revisar las pérdidas que estás enfrentando y cómo pueden conectarse con otras pérdidas en tu vida. Si bien difícil y complicado, esto representa un apoyo para hacer nuevas elecciones y, poco a poco, sentir fuerza y motivación para continuar.

Dolor

El dolor es una reacción afectiva a una pérdida. Se trata de la pérdida de una unidad, tanto en el caso del dolor físico (cuando se pierden la armonía y la integración equilibrada de las diferentes partes del cuerpo) como en el dolor psíquico (cuando la pérdida está relacionada con un ser querido). Si la pérdida no es brutal, no hablo de dolor, sino de sufrimiento. Para mí el dolor está vinculado con el tiempo, con la inmediatez, con lo imprevisto.[19]

Sentir dolor es algo significativo y necesario; las pérdidas que se sufren provocan lamentación y luto. Pero tal vez ni tú ni tus seres cercanos reconozcan la tragedia de esta pérdida en particular: en tan lamentable caso, no es tangible como la de un objeto o una persona específica. Otros tal vez no comprendan la profundidad de este dolor.

Las pérdidas no reconocidas o inimaginables para otros, es decir, las "tristezas silenciosas", son más complicadas de integrar en el aspecto psicológico que otras que pueden ser más evidentes.

Al hablar de infertilidad se menciona continuamente a la pareja, pero al confirmar que el problema radica en uno de sus miembros, por un tiempo esta persona se encuentra sola y se da cuenta de que sufre una pérdida personal; incluso siente que le niega a su pareja la oportunidad de tener hijos biológicos. La persona infértil puede temer y fantasear que su pareja la abandone, o lo que es peor, que de manera indirecta se muestre hostil e implacable. A muchas parejas se les dificulta verbalizar esta preocupación. Conviene que analices lo que sucede en tu caso.

Es fundamental que quien es infértil tenga oportunidad de expresar su dolor, su desilusión y su tristeza. Mostrar un amor o una fidelidad totales, o anunciar: "De todas formas yo no quería hijos", puede lastimar a su compañero, y producir más culpa que si admite sus sentimientos.

El dolor y el sufrimiento que vive quien no puede concebir porque una parte y una función del cuerpo no responden como se espera, se asocian con otros momentos de su vida y de la relación de pareja, produciendo un sentimiento intenso y profundo. El dolor experimentado cuando no ha sido posible tener hijos no es únicamente una reacción ante un problema del presente, también tiene que ver con reacciones y vivencias del pasado de cada uno.

Una sugerencia: sinceramente, la mejor medicina para el dolor es expresarlo, no guardárselo en lo más profundo del alma porque esto ocasiona problemas más graves. No lo dudes y saca a la luz tus sentimientos.

El curso esperado del duelo

Si enfrentan una situación de infertilidad, es necesario que, como individuo y como pareja, vivan un proceso de duelo por ella. Es poco recomendable "tapar" emociones tan profundas e intensas, es preferible reconocerlas.

Hablar de "etapas" en la conducta humana resulta difícil, pero para explicar algunas de las "idas y vueltas" ocurridas en el proceso de elaboración de un duelo, podemos mencionar los momentos que ayudan a enfrentar y, en determinadas circunstancias, elaborar esta experiencia:

Primer momento

En éste te invadirán el *shock* y la incredulidad. Se presenta la negación y permite que la pareja absorba la pérdida de manera gradual; es una defensa que protege a ambos del desamparo y de la sensación de derrota total.

Segundo momento

Aquí se experimentan sufrimiento y dolor, tristeza, impotencia y vacío. Suele acompañarse de llanto, cuadros depresivos y síntomas físicos, como cambios en el apetito, cansancio u otros.

Tercer momento

Es cuando llega la recuperación, cuando se observan en la pareja señales de percibir la pérdida desde otra perspectiva. Con nuevos intereses, sus integrantes intentan relacionarse como lo hacían antes de empezar a vivir un problema de infertilidad; comienzan a disfrutar de nuevo, a divertirse y sentir satisfacción. Quizás el duelo se presente y "regrese" en algunos otros momentos de su vida, pero el dolor será desde otro lugar y con otra visión.

Los sentimientos de tristeza en ocasiones pueden ser disparados por eventos como fechas significativas, la noticia de un embarazo, los nacimientos y, en general, cualquier recuerdo con el que relacionen las pérdidas vividas ante un problema reproductivo. Dos de los comentarios que se escuchan en este tercer momento son: "Es hora de movernos hacia adelante y pasar a otra cosa en nuestra vida" y "Ya fue demasiado, hasta aquí llegamos". Entonces empiezan a pensar en alternativas para tomar otras decisiones y seguir adelante.

Ideales que pueden obstaculizar la superación del duelo

Algunos autores[20] hablan de ciertos ideales que pueden dificultar más la superación del duelo:

> » "Los sueños se logran si se lucha duro para conseguirlos."
> » "Compórtate bien y la vida te tratará bien."
> » "El mundo es justo."

Dichas preconcepciones comunican que la vida es racional, predecible, controlable, que se rige por causas y efectos, que si se lucha por lo que se desea y se hace el bien, se recibirá una recompensa. Si bien tales valores son aplicables en algunas situaciones, por desgracia no ayudan a lidiar con la infertilidad. Casi todas las parejas que desean tener hijos luchan con intensidad, hacen todo lo posible para tenerlos y, sin embargo, recorren un camino difícil y doloroso para que su sueño se realice. La justicia no siempre prevalece.

Lograr aceptar una situación de este tipo no significa que su problema reproductivo sea justo, es sólo que ahora tienen la capacidad de asumir lo que les ha tocado vivir con otra perspectiva y deciden continuar adelante. Quizá se presenten de nuevo el dolor y el sufrimiento, pero con otra intensidad, con mejores recursos para enfrentarlos y con menor fuerza, lo cual permite que la energía se canalice en nuevos planes e intereses.

La necesidad de redefinirse y moverse hacia otros proyectos es central en el tema de la infertilidad. Vivir años de tratamientos también genera aprendizaje, crecimiento como persona y como pareja, aumento de la sensibilidad hacia los demás y hacia la vida. Pregúntense: ¿cómo eran sus vidas antes de empezar con el problema reproductivo? ¿Qué consideraban importante para ustedes? ¿Qué les gustaba?

Dese luego no es posible "borrar" los años en que lucharon contra la infertilidad, los cambios y el efecto que esta vivencia provocó en ustedes, pero sí pueden intentar recuperar la esencia de lo que eran antes. La persona y la pareja pueden buscar nuevos modos de crecer, desarrollarse, construir y enseñar.

La infertilidad tiene un fuerte impacto en cómo nos percibimos a nosotros mismos como hombres y como mujeres, y lo que significan la masculinidad y la feminidad. ¿Eres menos mujer o menos hombre por no poder tener un hijo? Sabemos que la respuesta es no, pero esto es a nivel racional, el sentimiento nos dice que sí.[21]

La redefinición es interna y gradual. Después de tantos años, "dejar de sentir" ese dolor es tan arduo como abandonar un mal hábito. Al moverse hacia otras alternativas, como vivir sin hijos o adoptar, algo empieza a suceder: poco a poco los recuerdos de las experiencias dolorosas que se vivieron pierden fuerza y se empieza a canalizar mayor energía a otros intereses y aspectos de la vida. Por ejemplo, la pareja vuelve a incluir el contacto con niños en su vida, cuando quizás habían construido muros virtuales para protegerse del dolor que convivir con ellos les provocaba.

La pareja infértil va alcanzando un nivel de aceptación e inicia nuevos planes para el futuro. La solución exitosa se caracteriza por un retorno de la confianza y la energía hacia ellos mismos y hacia otros, la cual estaba depositada en la infertilidad.

Una sugerencia: recuerda que cada caso es distinto y, vivas como vivas tu proceso emocional, es necesario que enfrentes las diversas emociones y pérdidas que se presentan, y cómo se ligan con tu historia.

Reflexiones sobre el capítulo 4

Por favor, lee las siguientes preguntas, reflexiona sobre ellas; relee cualquier sección del capítulo que consideres necesaria y, en los espacios, contesta lo que corresponda en tu caso. Enseguida te presento mis recomendaciones al respecto.

Según tu experiencia, ¿la dificultad para tener hijos ocasiona una crisis profunda o sólo pasajera? Describe tu situación.

_____

_____

_____

_____

_____

Te recomiendo:

- El autoconocimiento, la interiorización de lo que te sucede, te servirá para detectar los alcances de tu vivencia y la forma de buscar solución a la dificultad que enfrentes. No temas a saber más de ti, tú eres la persona más indicada para apoyarte.

¿Piensas que las emociones que se viven pueden "ir y regresar"? ¿Qué sucede contigo y tu pareja (si la tienes)?

_____

_____

Te recomiendo:

- Haz un "inventario" de tus emociones y después anota en qué forma te afectan, tanto de manera negativa como positiva. Estar al tanto de esto te ayudará a resolver los efectos perjudiciales y encaminarte a los beneficiosos.

¿Con cuál o cuáles momentos del duelo te identificas más? Describe lo que te ocurre.

Te recomiendo:

- Vivir un duelo es importante, y especialmente de manera consciente, sabedora del porqué de éste. Afronta tu duelo, vívelo, compártelo, busca maneras de salir adelante y practícalas.

De las pérdidas que hemos expuesto, ¿cuáles has vivido? ¿Cuáles han sido sus impactos?

_____

_____

_____

_____

_____

_____

Te recomiendo:

• Al igual que en el paso 2, haz un "inventario" de tus pérdidas. Aunque te resulte doloroso, revívelas y piensa en qué forma puedes superarlas y tomar de ellas el aprendizaje que toda pérdida brinda.

¿Crees que vale la pena enfrentar las emociones que se viven en los problemas reproductivos? Describe por qué.

_____

_____

_____

_____

_____

_____

Te recomiendo:

- Insisto, toda pérdida trae consigo un aprendizaje, por muy difícil que parezca. Aprende a identificar la enseñanza, a sacarle el mejor provecho. Desecha lo negativo y "cuenta tus bendiciones"; es decir, toma en cuenta lo bueno que te dejó cada una de estas penosas circunstancias.

¿Crees que el dolor te fortalece como persona? ¿En qué forma? ¿Cómo lidiar con la infertilidad?

_____

_____

_____

_____

_____

_____

Te recomiendo:

- Apóyense, aprendan, lean, pregunten con tranquilidad, sin culparse ni reprocharse; prepárense para las altas y bajas de este proceso, piensen con quién hablar al respecto.

Notas para el capítulo 4

[1] Franklin, Robert y Dorothy Kay Brockman, *In Pursuit of Fertility,* Owl Books, Estados Unidos, 1995, p. 254.

[2] Brott, Armin A. y Jennifer Ash, *The Expectant Father,* Abbeville Press, Nueva York, 2010, p. 336.

[3] Salzer, Linda P., *Surviving Infertility,* Harper Perennial, Nueva York, 1991, p. 12.

[4] Miller, Warren B., "Personality Traits and Developmental Experiences as Antecedents of Chilbearing Motivation", en *Demography,* vol. 29, pp. 265-282, mayo de 1992.

[5] Melamedoff, Silvia G., *Esterilidad,* Akadia, Buenos Aires, 2005, p.49.

[6] Carreño-Meléndez, Jorge Francisco Morales Carmona, Evangelina Calva y Adriana Mendoza, "Depresión y ansiedad en distintos periodos de evolución de la esterilidad", en *Perinatología y Reproducción Humana,* vol.14, núm. 1, 2000.

[7] Freud, Sigmund, *Obras completas,* t. xix, Amorrortu, Argentina, 1984, pp. 253-254.

[8] Brott y Ash, *op. cit.,* p. 336.

[9] Daniluk, Judith, *Infertility Survival Guide,* New Harbinger Publications, 2001, p. 20.

[10] *Ídem.*

[11] Reber, S. Arthur, *Dictionary of Psychology,* Penguin Books, Inglaterra, 1985.

[12] Jaffe, Janet, Martha Ourieff Diamond y David J. Diamond, *Unsung Lullabies,* St. Martin's Griffin, Nueva York, 2005, p. 100.

[13] Forrest, Linda; Gilbert, Mary, S., "Infertility: An Unanticipated Life Crisis", en *Journal of Mental Health Counseling*, vol. 14, núm. 1, pp. 42-58, enero de 1992.

[14] Franklin y Brockman, *op. cit.*

[15] Domar, Alice, "Infertility and Stress", en *Family Building*, vol. II, núm. 4, 2003.

[16] American Psychiatric Association, *Diagnostic and Statistical Manual of Mental Disorders*, DSM-5, American Psychiatric Publishing, Estados Unidos, 2013, pp. 163, 188.

[17] Schneider, S., "The Experience of Depression During Infertility", en *Family Building*, vol. II, núm. 4, 2003.

[18] Jaffe *et. al., op. cit.*, pp. 64-66.

[19] Nasio, Juan D., *El dolor físico*, Gedisa, Argentina, 2007, p. 50.

[20] Franklin y Brockman, *op. cit.*

[21] Jaffe *et al., op. cit.*, p. 60.

Lecturas recomendadas para este capítulo

Brott, Armin A. y Jennifer Ash, *The Expectant Father*, Abbeville Press Publishers, Nueva York, 2010.

Domar, Alice, *Conquering Infertility*, Penguin Books, Estados Unidos, 2004.

Kraus, Arnoldo, *Dolor*, Debate, México, 2015.

Kübler-Ross, E., *La rueda de la vida*, Vergara, Barcelona, 2015.

Kushner, Harold, *Cuando las cosas malas le suceden a la gente buena*, Vintage, división de Random House, Nueva York, 2006.

Sugerencias o recursos adicionales

Como pudiste ver en este capítulo, una de las ideas centrales es que la mente es dinámica, las emociones van y vienen, aparecen y desaparecen, pero poco a poco se logra una elaboración. Si bien las pérdidas pueden ocasionar sufrimiento e incertidumbre, las personas se sorprenden de lo que logran enfrentar y vencer; como si las pérdidas también dieran fortaleza. El proceso emocional es inevitable y es mejor reconocerlo, es parte de ser humanos y de enfrentar los retos. En este camino hay esperanzas, se abren puertas y oportunidades que no se conocían.

CAPÍTULO 5

La infertilidad:
su aspecto emocional

¿Cómo saben los gansos cuándo es el momento de volar hacia el sol? ¿Quién les anuncia las estaciones? ¿Cómo sabemos los seres humanos cuándo es el momento de hacer otra cosa? ¿Cómo sabemos cuándo ponernos en marcha? Seguro que a nosotros nos ocurre lo mismo que a las aves migratorias; hay una voz interior, si estamos dispuestos a escucharla, que nos dice con toda certeza cuándo adentrarnos en lo desconocido.[1]

En este capítulo me propongo ahondar en el impacto emocional de los problemas reproductivos en la persona; sus relaciones con otros, con su propio cuerpo, con su pareja y en la sociedad, representan en muchos casos una crisis profunda de vida. Una crisis de dolor y angustia que se compara con la provocada por un divorcio o por la muerte de un ser querido, y que incluso puede provocar síntomas psiquiátricos importantes en quienes se someten a tratamientos.[2]

Un porcentaje de las parejas que reciben estos tratamientos nunca logrará tener un hijo biológico. Esta población representa uno de los grupos minoritarios más invisibles e ignorados de la sociedad, condición que afecta su bienestar psicológico y físico, así como su calidad de vida.

Las personas con problemas reproductivos viven algunos cambios negativos en su estado de ánimo, su vida sexual y su autoestima. Las mujeres, sobre todo, afirman que pierden el interés en otros aspectos de su vida. Para muchos, la reproducción es una de las partes centrales de su identidad, y si algo falla representa un fracaso que incide en su autoestima. Muchas mujeres se preguntan: "¿Por qué no puedo lograr algo que es tan natural como tener un hijo?" Y si a eso le sumamos que en México, como en muchos otros países, la procreación y la familia representan aún una de las metas vitales para la mayoría de hombres y mujeres, el panorama se ensombrece.[3]

Presiones sociales

Muy probablemente coincidas en que de todas las fuerzas que influyen en las actitudes, opiniones y, en general, en la vida de las personas, una de las más fuertes es la que ejerce la sociedad. Como ya se explicó, en la Antigüedad el hombre se apoyó en los mitos para explicar los fenómenos naturales. Así también, la sociedad ha creado mitos y tradiciones que le dan una identidad, un sentido de pertenencia y la seguridad de perpetuar patrones sociales. Es prácticamente imposible negar el impacto en nuestra vida y en nuestras expectativas del grupo social, de lo que depositamos en éste.

Aunque en la actualidad se cuenta con más información y hay mayor apertura para hablar de los problemas reproductivos, las presiones sociales aún generan conflictos en cada persona y en la relación de pareja.

La infertilidad: su aspecto emocional

En su novela *El callado dolor de los tzotziles* (1993), Ramón Rubín habla de la historia de una pareja tzotzil o chamula que sufre presiones terribles de su grupo social por la infertilidad de la esposa, lo que incluso llega a obligar al esposo a separarse de su cónyuge porque en su comunidad "el matrimonio no se concibe sin la presencia de los hijos".

No llegaron [a María Manuela], a hacerle mella el rudo trabajo ni la miseria más despiadada. Pero, poco a poco, después del primer año vino a martirizarla el temor de ser estéril que con el transcurso de los días se fue convirtiendo en la obsesión más lacerante y pertinaz de su existencia.

Mas todos los esfuerzos por hacer germinar en sus entrañas la semilla que perpetúa la especie, fueron en vano. El año de prórroga que la inapelable autoridad de *mayor* de la tribu le puso a José Damián, antes de acceder a separarlos [...] Y esto la inclinaba a considerarse maldita [...]

A una separación por tales causas, "siendo la mujer la responsable", lo menos que con ella podía hacerse era expulsarla para siempre [...] Según las costumbres de su comunidad, ninguno de los dos podía volverse a casar [...]

A la estéril, ningún tzotzil se hubiese humillado a aceptarla por esposa, ni a mirarla cara a cara. El estigma de su infecundidad se le volvía más triste que lo que pudiera serlo la peste, o la misma lepra.

Con el tiempo, ofendidos los gentiles por su tolerancia, dejaron de saludar a José Damián, en tanto que sus amigos de condición plebeya se le empezaron a mostrar esquivos y reticentes.[4]

Tal vez éste sea uno de los temas menos mencionados al hablar de infertilidad: en algunas comunidades se ve con malos ojos al hombre que sigue al lado de una mujer infértil. No poder tener hijos es algo que con el tiempo es imposible ocultar, los grupos sociales lo perciben y, sea con intención o sin proponérselo, reaccionan de distintas formas hacia la pareja en esa condición.

Tanto en una comunidad como la tzotzil como en las grandes ciudades, uno de los aspectos más difíciles para una persona infértil es enfrentarse y relacionarse con el mundo fértil. No hay forma de escapar. En el supermercado, en el sitio de trabajo o en los medios de comunicación, constantemente surgen situaciones que le recuerdan lo que vive. De pronto se da cuenta de que evade o se siente incómoda con situaciones, familiares y amigos con quienes antes mantenía una buena relación.

Pensemos en algo tan sencillo como las vacaciones o los días festivos. Esos momentos que antes se esperaban con gusto ya no se consideran propicios para celebrar; por el contrario, se les teme por anticipado porque por doquier aparecen mujeres embarazadas y niños. Pero el trato entre la persona infértil y los miembros del mundo fértil no es cómodo para ninguno. Algunos momentos son de una gran sensibilidad y las personas o los familiares que están en contacto con la pareja que no puede concebir pueden tocar puntos delicados y generar reacciones que crean confusión.

Cada pareja tiene sus propias necesidades. Unas se quejan porque sus familiares les preguntan demasiado: "¡Quisiera que nos dejaran en paz! ¡No entienden que si hubiera noticias ya les habríamos dicho y estaríamos festejando!" Otras, en cambio, se lamentan porque sus parientes nunca les preguntan y los sienten indiferentes o desinteresados: "Parece que no les interesamos. ¿Cómo pueden no percibir la agonía por la que pasamos?"

En realidad, las familias ya no hacen más comentarios por reacciones previas de la pareja o la persona infértil. Eso no significa que no se preocupen o se interesen. Es un dolor silencioso, secreto, que cada parte está viviendo y que muchas veces así permanece... sin nombrarse.

Para complicar aún más las cosas, las necesidades del o la infértil pueden cambiar. A veces requieren hablar obsesivamente sobre el problema, y otras evadirlo por completo. A veces la sencilla pregunta "¿Tienes hijos?" resulta dolorosa. Es esencial enfrentar e intentar explorar los sentimientos surgidos en situaciones sociales, como fiestas para los bebés por venir o enterarse del embarazo de una amiga, situaciones especialmente amenazantes.

La infertilidad duele y no vale la pena tratar de bloquear el dolor.

Por otra parte, algunos ofrecen conclusiones incorrectas; por ejemplo, que tal vez el problema de infertilidad sea una señal para que la mujer se dedique sólo a su vida profesional o que por "algo" está sucediendo esto... tal vez porque su matrimonio no es lo bastante estable como para iniciar una familia. Estos comentarios suelen enfurecer a las personas infértiles, intensificando su incomodidad, frustración y soledad.

Los siguientes son algunos ejemplos de estos comentarios bien intencionados pero erróneos e imprudentes:

» "No se 'agobien'... todo mundo se embaraza."
» "Toma dos copas de vino para que estés más relajada."
» "Debes tener relaciones sexuales todos los días."
» "Sube las piernas después de tener relaciones sexuales."
» "La mujer no debe estar arriba del hombre porque el esperma se *confunde* y no sabe por dónde viajar."

» "Tener relaciones en la mañana aumenta las probabilidades de embarazo."
» "Tienen que *bajar el estrés* para que puedan embarazarse… no se preocupen."
» "Debes adoptar, seguro te vas a embarazar."
» "No coman carne, ahora sean vegetarianos y solamente consuman productos orgánicos."

¿Qué ocurre en la familia?

Como sucede a muchas personas con dificultades para tener hijos, tal vez el aspecto más difícil en tu caso sea el de la familia. Es posible que tus padres sientan que les causas un gran dolor al "negarles" un nieto o una nieta y que esto genere tensiones y reviva antiguos conflictos. ¿Cuándo deben hablar los padres con la hija o el hijo que experimenta un problema reproductivo? Los familiares sospechan que "algo" ocurre, aunque la pareja no les haya confiado que ya están buscando familia. En muchos casos, esto se percibe en un nivel no verbal. Si se te pregunta: "¿Qué está pasando?", puedes sentirte invadida o invadido, pero si no se abre el tema, cada uno seguirá viviendo su angustia en secreto y por su cuenta.

O bien, un buen día podrías decidir abrir el tema con tu familia o tus amigos… ¿Y si éstos cuestionan el aspecto moral de los tratamientos o, por ejemplo, por qué dejaste pasar tanto tiempo para empezar a buscar familia? Esto puede causar un distanciamiento y mayor dificultad para que vuelvas a confiar y querer abrir el tema de nuevo. Muchos dejan pasar meses o años antes de atreverse a reabrir el asunto.

La infertilidad: su aspecto emocional

Una de las experiencias más dolorosas es cuando una hermana, cuñada o amiga (incluso más joven y con menos años de casada) se embaraza. Por una parte, el o la infértil se siente feliz por el acontecimiento pero, por otra, la llegada del bebé le recuerda su incapacidad para tener hijos propios. Lo mismo sucede con seres cercanos como compañeros de trabajo o incluso conocidos ocasionales. Quienes no pueden concebir ven con el paso del tiempo cómo otros forman sus familias mientras ellos siguen en la lucha con intentos y tratamientos para ver si algún día funcionan y logran tener descendencia.

> Todavía siento decepción, incomodidad o coraje hacia amigos y familiares que se cuidan de hablar frente a mí sobre niños o nacimientos o embarazos. Actúan como si yo no pudiera entender, porque no hemos podido tener hijos.[5]

> He visto a muchos niños recién nacidos, de amigos y familiares, y es difícil estar feliz. Me refiero a que sí estoy contenta por ellos, pero no puedo dejar de sentirme mal.[6]

Cuando el dolor es tan intenso, la persona, sumergida en su lucha para tener hijos, vive su duelo sin reconocer el sufrimiento de los demás, que vaya que sí lo viven. Así como él, ella o tú intentan encontrar una solución, sus padres también sufren al percibir lo que su hijo está viviendo, y a la vez, exploran sus propias actitudes y sentimientos hacia las distintas posibilidades de tratamientos y alternativas. Al final (y en teoría), las decisiones son del o la infértil, pero los seres que lo aman, con sus propios disturbios emocionales, asociarán esta vivencia a otras experiencias significativas en su vida.

En efecto, esto es algo que habrás de tomar en cuenta: los tratamientos de infertilidad son desgastantes en lo emocional, lo económico y lo físico. La infertilidad consume. Algunos afirman que su vida queda paralizada o estancada, que no pueden seguir adelante con sus planes, ni tampoco logran formar sus familias. Esto puede afectar las relaciones interpersonales, en específico con la familia.

Hay ejemplos tan tristes como el de una paciente infértil que no pudo acompañar a su madre, internada en el hospital por un segundo ataque cardiaco, porque le acababan de transferir embriones en un tratamiento de FIV. Quince días después le hicieron la prueba de embarazo y el resultado fue negativo.

> La infertilidad es algo que la vida te manda… como algunas personas a quienes les da alguna enfermedad… Cada persona tiene que lidiar con algo en la vida. La infertilidad es una de esas cosas y nos sucedió a nosotros. Tenemos que lidiar con esto y así lo haremos.[7]

En general, vivir un problema médico, enfrentar la "falla" de una función del cuerpo, nos confronta con nuestras limitaciones, con nuestro narcisismo y con la realidad de que nada es del todo seguro. Los pacientes adquieren conciencia de los riesgos que pueden suscitarse, y sentir confianza es un reto más que deben afrontar. En ti, y en cada una de las personas en tus circunstancias, la realidad y la relación con el propio cuerpo se verán afectadas de una u otra manera. La actitud adoptada es clave para no sucumbir.

¿Qué está bien y qué está mal?

Además de las presiones económicas y sociales, la pareja infértil enfrenta otra enorme presión: cuestionarse si la solución médica que se les propone es "aceptable" en el aspecto moral.

Ya mencioné que el 25 de julio de 1978 nació Louise Brown, la primera "niña de probeta". Los medios de comunicación anunciaron el acontecimiento como un gran logro científico. En ese momento surgió una nueva esperanza para las parejas infértiles en todo el mundo, pero también comenzaron a plantearse diversas preguntas, algunas no tan fáciles de responder. La técnica del "niño de probeta" ya era una realidad, pero ¿era correcta? ¿Estaba bien practicarla?

De modo instintivo, muchas parejas presienten que en los tratamientos de infertilidad hay algo "malo", aunque no saben con precisión de qué se trata. Esta indecisión es emocionalmente poderosa pero imprecisa.

Déjame decirte: por supuesto, los aspectos éticos y morales de estas situaciones son en extremo contradictorios: aquello que para una persona es aceptable, para otra puede ser lo más reprobable del mundo. Para elegir alguna opción es fundamental contar con una base sólida de información, que siempre resulta un apoyo sumamente útil en la toma de decisiones. Leer, consultar al especialista e informarse lo más posible sobre el problema y el diagnóstico que has recibido es un pilar en este camino tan complicado.

Algunas posiciones conservadoras rechazan los tratamientos de reproducción asistida, aduciendo desde la falta de "naturalidad" ya que, según este punto de vista, introducen un método artificial en un proceso que es natural. Para estas concepciones, los embriones son personas; por tanto, su destrucción o manipulación es totalmente cuestionable. Otro punto de vista es el que mantiene que es una posibilidad de ser madres.[8]

En Latinoamérica existe una alta valoración por los embriones. Por ejemplo, en la ciudad de Buenos Aires se creó la figura del "tutor de los embriones" en 2004. Este oficial de justicia debe velar por ellos y controlar que las clínicas de fertilidad no los descarten.

En Costa Rica, mediante una sentencia judicial, se prohibió prácticamente toda la reproducción asistida en el país. El escándalo fue tal, que el caso fue llevado ante la Comisión Interamericana de Derechos Humanos, en 2001, emitiéndose un informe en 2010. Como no se cumplió lo recomendado por la Comisión, el caso volvió a la Corte Interamericana para que dicte sentencia, y todavía hoy se continúa discutiendo. En la mayoría de los países de Latinoamérica, no hay prohibición específica (excepto en Costa Rica).

Opiniones y decisiones como las anteriores, incluso de carácter jurídico, sobre la reproducción asistida, pueden generar mayor ansiedad y conflictos en las parejas que atraviesan por el dolor de no poder tener hijos.

Ya vimos que ninguna otra rama de la medicina se ha visto tan sujeta a críticas y cuestionamientos morales. Sin embargo, la opinión general parece más flexible y abierta a estos tratamientos y cada vez más personas buscan información y ayuda en las clínicas de infertilidad.

¿Qué hacer al respecto?

Además de informarte y leer sobre el tema, puedes, como muchas personas lo hacen, optar por buscar apoyo emocional, ya sea de forma individual, en pareja o en grupo. En este entorno terapéutico enfrentarás tus dudas, miedos, prejuicios y creencias, y pensarás en las opciones más convenientes. En el espacio que se construye en la relación con el psicoterapeuta, podrás hablar libremente, interpretar qué significa para ti la infertilidad y los cuestionamientos que te impone.

¿Cómo interpretarás esta experiencia? ¿Cómo la interpretará cada paciente? ¿Cómo se inserta en la historia de vida? ¿Qué alternativas de tratamientos estarás dispuesta o dispuesto a intentar? Cada caso es único, no hay respuestas generales o "recetas de cocina". Aunque los tratamientos médicos parecen iguales para todos, cada persona y cada pareja los encarará de forma única; además, influirán en sus decisiones y, probablemente, en cómo se sentirán con éstas a lo largo de su vida.

Por otro lado, puede suceder, como en otros casos, que, aunque te informes y acudas a un proceso terapéutico, decidas no someterte a tratamiento de reproducción asistida alguno.

Infertilidad secundaria: ¿qué sucede si quieres tener otro hijo?

Si pasaste por tratamientos de infertilidad para tener a tu hijo, probablemente pensaste que con uno sería suficiente y tal vez tu familia y tus amigos hayan pensado lo mismo. Ser padres después de lidiar con un problema de infertilidad no significa que tu camino ya se acabó o que automáticamente el deseo de tener más hijos se esfume.[10]

Si ya conseguiste llevar un embarazo a buen término, podrías pensar que toda la experiencia finalizó. Pero también existe la infertilidad secundaria, que es la incapacidad de concebir y parir a otro hijo después de uno o más embarazos exitosos. Este problema afecta a una parte importante de la población infértil. Algunos de los que sufren este tipo de infertilidad no llegan a buscar ayuda médica, deciden quedarse con el o los hijos que ya lograron procrear. Algunas personas infértiles, como ya tienen un hijo, pueden creer que no hay nada qué hacer, o bien que no deben exigirle más a la naturaleza.

Mujeres y hombres de todas las edades se ven afectados por la infertilidad secundaria. Algunos tienen un hijo a edad muy temprana, en la adolescencia o tal vez años después, y pueden divorciarse o decidir abortar o dar a su bebé en adopción. Más tarde, al establecer una nueva relación, podrían enfrentar problemas para volver a concebir. El impacto emocional y la dificultad de darse cuenta y aceptar que ahora una parte de su cuerpo ya no funciona como antes va más allá de lo médico. Es una condición nueva que afecta su identidad como hombre, como mujer y como pareja.

Aclaremos qué y cuándo se presenta la infertilidad secundaria. Esto ocurre, por ejemplo:

- Cuando un embarazo se dio con facilidad, pero hay dificultades para lograrlo por segunda vez.
- Cuando el primer embarazo se logró mediante tratamientos, debido a un problema de infertilidad primaria que sigue presente o está resurgiendo.

La infertilidad: su aspecto emocional

Algunos médicos tratantes se confían, no le prestan la debida importancia a la paciente y posponen los estudios y diagnósticos que deben practicarle. Pero no hay que olvidar que el cuerpo, lejos de ser estático, es dinámico, cambia con la edad y pueden desarrollarse nuevos problemas. Después de un año de buscar el embarazo, si todavía no se logra y el médico prefiere esperar o tiene dudas de empezar a investigar si hay algún problema reproductivo, lo más recomendable es optar por una segunda opinión con un especialista que en realidad se interese.

A pesar de los problemas que puede provocar, la infertilidad secundaria es un aspecto de este tema que puede pasar inadvertido o sin recibir la debida importancia. Incluso se piensa que este tipo de infertilidad es mucho menos doloroso que la primaria. Pero no, las personas que la padecen expresan que no pueden integrarse en distintos grupos. No se sienten parte del mundo infértil porque ya tienen uno o más hijos, ni del fértil porque no pueden volver a embarazarse.

En América Latina, como en otras regiones en desarrollo, se presentan niveles altos de infertilidad causada por enfermedades de transmisión sexual (ETS) mal curadas, infecciones o abortos inseguros e ilegales. Eso provoca que muchas de estas mujeres padezcan infertilidad secundaria.

En estudios de la Organización Mundial de la Salud (OMS) se ha concluido que en el África subsahariana más de 30% de las mujeres entre 25 y 49 años de edad sufre infertilidad secundaria.[11]

Respecto al aborto inseguro, la OMS señaló que éste causa hasta cinco millones de hospitalizaciones cada año en el mundo y provoca infertilidad secundaria en cerca de 24 millones de mujeres.[12]

Las parejas familiarizadas con la infertilidad vuelven a enfrentarla. Tal vez su único hijo haya sido un milagro después de años de tratamientos y frustraciones, pruebas, medicamentos y procedimientos de alta tecnología. Ahora deciden retarla por segunda vez, y aquellos sentimientos tan dolorosos resurgen con una intensidad sorprendente.

Aspectos de la infertilidad secundaria

¿Quieres saber si te encuentras en un caso de infertilidad secundaria? Un síntoma común es la conducta supersticiosa (intentar recrear la misma situación en la que ocurrió el primer embarazo yendo a los mismos lugares o a los que les recuerdan el primer embarazo, escuchar la misma música, etcétera). Se piensa o se fantasea que así aumentan las probabilidades de lograr de nuevo un embarazo.

Es probable que las diferencias entre hombres y mujeres sean más notorias. Muchos de ellos pueden querer tener un segundo hijo, pero no lo consideran algo crucial, y así ellas corren el riesgo de no sentir apoyo de sus esposos y de enfrentar conflictos en su matrimonio. Pero eso no significa que a ellos les sea indiferente el problema para concebir que enfrentan nuevamente.

La información sobre la infertilidad suele concentrarse en la infertilidad primaria; es decir, cuando no se ha logrado concebir ningún hijo. Esto, una vez más, se presta a comentarios hirientes e inoportunos, aunque tal vez ésa no sea la intención de quien los expresa. Si tú te encuentras en esta situación, quizás escuches cosas como:

» "Deberías estar agradecida de tener a tu hijo, hay mujeres que no tienen ninguno."
» "¿Cuándo viene el segundo bebé?"
» "Si pudieron tener un hijo, seguro van a poder tener más."
» "El primer embarazo es el difícil... los demás vienen fácil."

La manera de vivir las mismas situaciones y conductas de la infertilidad primaria es distinta porque son menos comprensibles o "aceptables" para la pareja con infertilidad secundaria. Por ejemplo, puede haber incomodidad en presencia de niños o de mujeres embarazadas; sentimientos de culpa por desear otro hijo, cuando saben que otras personas no pueden tener ninguno; depresión porque no se pueden embarazar y tener más hijos... pero ya son madres; angustia y presión por los tratamientos de infertilidad sabiendo que, de alguna manera, ante los demás "ya no son infértiles" porque ya tuvieron hijos. La confusión y los contrastes que se viven pueden ser intensos y muy complicados.

Los familiares, amigos y la misma pareja pueden reaccionar con gran sorpresa al enterarse de que su hija o hermana desea otro bebé, sobre todo si el primer embarazo se logró con tratamientos: "¿Otra vez?", "¿Van a pasar nuevamente por esa tortura?", "¿Otra vez todos esos gastos para pagar los tratamientos?"

Aún medio dormida, ella sostiene en la mano la prueba de ovulación. Cuando la tira se vuelve azul, ella despierta de inmediato y los pensamientos se agolpan en su mente. Despierta a su marido, deben pasar hoy a la clínica antes de que él tome su vuelo...

mañana será muy tarde. Él se levanta rápido, a regañadientes; bien podría vivir con un solo hijo, pero accede. Ella deberá hacer la cita para la inseminación y llamar a la niñera… la invaden la ansiedad y la esperanza. Tal vez por fin ha llegado el día. Su hija duerme profundamente… toma una ducha y se prepara para iniciar el día. Pero el destino tiene otro plan: su hija despierta llorando, sudando y con fiebre alta. Tendrá que cancelar sus planes e irá al consultorio del pediatra y no al de su médico. Mientras sus emociones oscilan entre la preocupación por su hija y la rabia y decepción por tener que esperar otro mes, ella se pregunta cómo recobrará las fuerzas para continuar.[13]

Algunas personas simplemente no entienden por qué si ya tuvieron un hijo, no pueden tener otro, o cómo "de pronto" perdieron esa capacidad.

El papel del hijo ya nacido

Mucha gente es capaz de entender lo que significa la infertilidad secundaria, pero sólo quienes la padecen saben en qué pesadilla puede convertirse. Sin embargo, también deben pensar en una segunda persona, el hijo real ya nacido.

Es natural que a medida que su hijo crece la persona sienta culpa por no poder darle una hermana o un hermano, pero cuando pasa el tiempo y no se logra tener más hijos puede empezar a vivir momentos de pánico al enfrentar la posibilidad de nunca tener otro.

La influencia en la relación con los hijos

La infertilidad secundaria afecta también al hijo o hijos que se hayan logrado:

- El hijo no comprende la intensidad de la preocupación y del dolor de sus padres, los cambios fuertes en su estado de ánimo (en particular en la madre), debidos a la ansiedad que viven y podría interpretar que él tiene alguna responsabilidad de la tensión entre sus padres y en la dinámica familiar. En un caso así, habla claramente con tu hijo, para poder nombrar y verbalizar "eso" que está presente y se percibe, aunque no se entienda.
- El aspecto económico agrava la presión y el desgaste que se vive ante los problemas reproductivos. La pareja ya tiene otros gastos y uno o más hijos; esto implica que, a veces, debido a que el dinero se invierte en tratamientos, es necesario posponer planes que se habían hecho con y para la familia. Coméntalo y explícale las razones.
- Cuando la pareja se da cuenta de que su único hijo es literalmente el único que podrán tener, pueden empezar a sobreprotegerlo y a sentir un miedo profundo, incluso pánico de que algo le suceda. La energía canalizada a cuidarlo puede ser enorme.
- Algunas parejas deciden adoptar para aumentar la familia. Sin embargo, las crisis internas, el miedo y lo que se deposita en ese hijo único no "desaparecen" con la adopción. Como se verá más adelante, la adopción resuelve la dificultad para tener hijos y es una opción muy importante y respetable, pero no cura el dolor de la infertilidad.

Efectos emocionales de la infertilidad

Hombre y mujer viven los efectos emocionales de no poder tener hijos y de estar inmersos en el mundo de la tecnología reproductiva, con el deterioro económico, de tiempo, emocional y físico que eso conlleva. El dolor y la frustración no son cuestiones de género, pero sí deseo compartir contigo algunos aspectos en que esta experiencia toca de manera particular a cada uno.

Diferencias entre hombres y mujeres

Durante los meses o años de tratamientos de infertilidad, por lo general la atención se centra en aspectos externos, como consultas con el médico, resultados de las pruebas de sangre, ultrasonidos. El mundo interno, con el simbolismo y las fantasías inconscientes, no forma parte del mundo médico. La medicina reproductiva ha ayudado a muchísimas parejas en el planeta, pero el aspecto emocional, con las semejanzas y diferencias entre hombres y mujeres, prevalece; aun en los casos en que parece que no les afecta gran cosa, el dolor y la angustia están ahí.

Por ejemplo, el cuerpo, no sólo como algo biológico o físico, sino como un todo, juega un papel distinto en el hombre y en la mujer. La fertilidad en la mujer es una experiencia visible ante los demás, manifiesta en cambios en el cuerpo. El cuerpo del hombre, sea o no fértil, no muestra cambios visibles.

En ocasiones la mujer siente que al hombre "no le importa nuestro problema de infertilidad", pero en realidad éste puede ocultar sus sentimientos, no sólo ante los demás, sino ante sí mismo. Es más común y a veces más fácil para la mujer expresar su miedo, su culpa, su frustración y demás emociones. Por otra parte, el hombre parece hastiarse del tema: "¡No puede hablar de otra cosa! Mi esposa cree que a mí no me importa, pero me preocupa más ver cuánto le afecta".

Según algunos autores, pese a que ser padres es una expectativa social importante para ambos sexos, la maternidad es un papel central para la mujer, en tanto que el del hombre es brindar el sustento económico.[14] De hecho, es la mujer quien suele hacer la primera cita para tratar el asunto.

Aunque parezca que el hombre resulta menos afectado por la infertilidad, en un proceso terapéutico y psicoanalítico se observa cuán difícil y doloroso es el asunto verdaderamente. Cada uno tiene su forma de lidiar con los problemas reproductivos y con las decisiones que debe enfrentar, cada uno asimila y expresa de distinta manera los cuestionamientos que se le imponen, así como la invasión a su intimidad y a su cuerpo.

Si la mujer es más propositiva y activa que el hombre, eso no significa que éste no viva su propia crisis. Algunas parejas logran abrir un canal de comunicación importante y hablan de lo que sienten… otras se distancian y acumulan resentimientos porque creen que al otro "no le importa".

Efectos en la mujer

El grado de desarrollo profesional de la mujer es independiente de la imagen que de sí misma tiene como madre y que ha representado un aspecto cultural importante de las expectativas con las que creció y de su vida. Cuanto más largo sea el periodo de infertilidad, más probabilidades tendrá de sentirse deprimida, angustiada y frustrada en su condición de mujer.[15]

El temor a no lograr tener hijos se vuelve intenso y prácticamente está siempre presente. Esto la hace sentir vacío y tristeza como nunca antes. Si bien puede continuar con sus actividades profesionales, familiares y sociales, el dolor sigue ahí. ¿Por qué no puede tener hijos? ¿Algún día logrará formar una familia? Estas constantes preguntas le causan angustia y una gran incertidumbre.

Las relaciones interpersonales se dificultan, especialmente ante mujeres que están formando sus familias. Puede invadirle un profundo sentimiento de inferioridad ante quienes ya son madres, observa que cambian dramáticamente y no tienen tanto tiempo para sus amigas sin hijos; eso la hace sentirse alejada y excluida.

En la privacidad y confidencialidad del espacio psicoanalítico o psicoterapéutico, está en libertad de expresar su envidia por las mujeres que sí pueden embarazarse. "Se vale" sentir envidia, nombrarla y analizarla; quizá sienta responsabilidad moral porque está "mal" envidiar, principalmente a quien es fértil, pero se le explica que esto es parte del ser humano, que es válido permitirse sentir estas respuestas emocionales y trabajarlas.

El tema de la privacidad se menciona menos, es delicado. Aunque la mujer puede ser más libre para expresar sus sentimientos que el hombre, los límites son ambiguos. Algunas son muy abiertas y otras, reservadas. Muchas no comentan su problema durante algún tiempo —meses o años—, hasta que no pueden más y se desahogan con alguien. Quizá sientan apoyo y tranquilidad al hablar sobre el tema, pero también recibir comentarios que las incomodan, cuestionándose si debieron haber confiado su problema.

Pensemos en que confiesas tu angustia y tu frustración por no poder tener hijos a alguien que, en vez de atesorar tu confianza, corresponde con indiscreción y comentando con otros este tema tan privado. Es lógico que a raíz de eso sientas desconfianza y soledad porque no hablaste sólo de un problema médico; expusiste tu cuerpo como algo simbólico, el dolor y la angustia de no conseguir algo que se liga culturalmente a la identidad como mujer, como hombre y como pareja. El deseo de ser madre es complejo, sentir que está truncado y que esto se toma a la ligera, como motivo de burla o "charla de café", puede lastimar profundamente.

Cuando se logra conectar el afecto a la palabra se consigue algo más que catarsis o desahogo, pues se produce un movimiento interno más profundo que, aunque difícil y tal vez doloroso, ayuda a crecer y a cobrar otra fuerza para enfrentar la experiencia.

La mujer vive de forma particular la infertilidad porque muchos tratamientos se llevan a cabo en su cuerpo y es ahí donde se vive la concepción.[16] Incluso tiende a reaccionar con la misma intensidad ante un problema de infertilidad, aun cuando éste se deba al hombre.[17]

En un estudio realizado por Organon, un fabricante de medicamentos para tratamientos de infertilidad, se observó que cerca de 30% de las mujeres evaluadas no siente que sus parejas "tengan el mismo nivel de compromiso y dedicación para lograr el embarazo". Asimismo, 40% expresó que su "gran apoyo" no era su pareja, de quien esperarían más apoyo, sino otra persona. Son más las mujeres —en comparación con los hombres— que manifiestan que la infertilidad es la peor experiencia que han vivido, o una de las más difíciles. Sin embargo, ¿realmente los hombres sufren "menos"? En un número creciente de estudios y observaciones clínicas esta afirmación se cuestiona. Algunos autores piensan que el silencio y el aislamiento con los que muchos hombres responden, se interpreta como falta de interés o "menor" sufrimiento, pero que pasan por momentos muy difíciles aunque lo manifiesten en forma diferente de la mujer.[18]

Efectos en el hombre

Con los adelantos científicos se sabe que en 40 a 50% de los casos la infertilidad se debe al hombre. Sin embargo, la calidad "incuestionable" de la fertilidad masculina ha limitado las investigaciones y el estudio de ésta.

Un aspecto emocional tiene que ver con que a lo largo de la historia se pensó que si el hombre puede eyacular es porque tiene gran cantidad de espermas. Otros argumentan que "sólo se necesita un esperma para embarazar a una mujer". Esa información es incompleta: ese esperma debe tener cualidades que lo hagan apto para fecundar: cantidad, movilidad y morfología. Tómalo en cuenta, no se trata de un esperma y ya, debe reunir las características necesarias para realizar adecuadamente su función.

En la sociedad se han asociado, y se asocian actualmente, tres conceptos: *masculinidad, virilidad* y *fertilidad.* El hombre suele sentirse orgulloso por haber embarazado a la mujer; considerado así, el embarazo es una prueba de su "masculinidad".

Dada tal reafirmación inconsciente de la virilidad mediante la concepción, cuando el hombre no logra ésta, se siente defectuoso y lastimado; hasta los más liberales pueden sentir incomodidad, vergüenza y humillación.

La infertilidad: su aspecto emocional

Durante décadas, los médicos se resistieron a estudiar la infertilidad masculina, con lo que se logró perpetuar la vergüenza y la humillación experimentadas por un hecho natural. Muchas parejas comentan que cuando el médico expone su problema les comunica la mala noticia (la infertilidad masculina) y de inmediato ofrece la solución: la donación de espermas. De esta forma nadie lo sabrá y no será necesario revelar la verdad, ni siquiera al futuro hijo. El mensaje no verbal, pero en extremo poderoso, es que deben ocultar su humillante condición.

Respecto a los tratamientos, en cada examen que requiere esperma, el hombre proporciona la muestra, de preferencia el mismo día, por medio de la masturbación. No obstante, como se explicó en el capítulo 3, algunos ginecólogos prefieren pedir previamente una muestra, congelarla y tenerla de reserva para el día de la fertilización, en caso de que justo entonces "no pueda" proporcionarla.

¿Por qué no podría?, te preguntarás. Te aseguro, el momento resulta angustioso: todo está listo, la mujer lleva varios días o semanas inyectándose hormonas, se le ha dado seguimiento a través del ultrasonido y pruebas de laboratorio; es decir, su cuerpo está preparado para que el hombre proporcione su muestra y se lleve a cabo la fertilización. Entonces, ese preciso día, el hombre no logra dar su muestra; la presión del proceso y la que siente por parte del equipo médico y de su propia pareja pueden provocar que no logre llenar "ese vasito" de semen que todos esperan. Algunos han expresado que se sienten brutalmente expuestos y observados.

A diferencia de las pruebas de la mujer, la muestra masculina no implica dolor, es inmediata y menos costosa que otros estudios o procedimientos, pero emocionalmente la situación es incómoda. Aunque una buena parte de los hombres se acostumbra a someterse a ella, para otros es un problema, por alejados que estén del pasillo principal los cuartos o baños donde esto se realiza.

Hablar del problema le resulta difícil al hombre. Aun cuando la infertilidad afecta de manera particular la identidad de la mujer, tal vez la soledad que en él provoca sea más complicada de expresar.

Por lo general, en el hombre recae la continuidad de una familia, él transmite el apellido a la siguiente generación, lo cual tiene una carga simbólica significativa. Por tanto, si no concibe, siente que "decepcionará" a su familia y a sus antecesores. Como en muchos grupos sociales se sobreentiende que los problemas reproductivos se deben a la mujer, muchas familias, al enterarse de lo que vive su hijo o su hermano, reaccionan con la negación.

Una mujer explicó que en la familia de su esposo le preguntaban constantemente por qué no tenían hijos, después de siete años de casados: "¿Qué pasa? ¿No quieren tener hijos?" Con el tiempo se dieron cuenta de que "algo" pasaba y supusieron que era ella… Empezaron los consejos, las recomendaciones de ginecólogos y clínicas de infertilidad, entre otros. Hasta que un día se cansó y les dijo: "El problema no lo tengo yo, lo tiene él". El silencio fue horrible, nada se volvió a decir del tema y así pasaron los años, sin mencionarlo de nuevo.

Efectos en la pareja

Por lo regular, los problemas de infertilidad representan para la pareja el primer encuentro con una adversidad seria o el mayor reto en su vida como tal. Es ella quien suele reconocer primero que puede haber un problema, inicia la conversación abierta sobre el tema y solicita la primera consulta médica. No obstante, quizá temerosos de recibir un diagnóstico negativo y confirmar que sí tienen un problema, algunos dejan transcurrir mucho tiempo para dar ese paso.

Hasta este momento, gran cantidad de parejas han podido realizar sus proyectos sin tropiezos. De pronto se encuentran ante un problema al margen de lo racional, en comparación con otras crisis a corto plazo. Nada de lo que viven —tratamientos, pruebas, invasión de su intimidad, cuestionamientos morales, desgaste económico y emocional— es garantía de que concebirán un ser sano ni de que éste nacerá con vida.

Los hombres y las mujeres pueden tener distintas perspectivas de la infertilidad y, como ya mencioné, distintas respuestas emocionales ante ella. A medida que la presión aumenta, cada miembro de la pareja vive su propia crisis y le costará más entender las necesidades y las reacciones del otro. Tal vez aumenten las discusiones o se establezca una distancia entre ellos, plena de silencio y enojo. Conversar y tratar de escuchar a la pareja, por muy distintos que sean los puntos de vista y la posición de cada uno, puede ser un apoyo y aun contribuir a unirlos más.

Si el problema de infertilidad lo tiene sólo uno de los dos, éste puede decir que comprendería que el otro quisiera divorciarse. Quizás ella se sienta responsable por el aborto que le practicaron en años anteriores. A veces él se culpa de querer poner fin a los tratamientos y ella, de no intentar "hasta el último de éstos".

Es difícil no culparse a uno mismo, a la pareja o al cuerpo por no funcionar como es debido o a algo que se hizo en alguna ocasión y que pudo influir. Experiencias que se pensaban

"superadas" resurgen con fuerza sorprendente; decisiones toma-
das en otro momento ahora se cuestionan y se asocian con este
dolor. Esto ocurre aunque se les explique que determinada experiencia no tiene que ver.

Si se invierten años de intentos sin lograr un resultado positivo, el miedo se apodera de la pareja. Se intensifica recordando
el terror que en su infancia les causaban los hospitales, las jerin-
gas, la anestesia, los quirófanos, por lo que el aspecto médico de
la infertilidad los paraliza. En distintos momentos del proceso
acompaña a cada uno el temor a que su pareja lo abandone por
alguien que sí pueda concebir.

> La infertilidad te hace cuestionarte insistentemente sobre lo que
> crees de ti mismo, qué es lo importante en la vida, en la relación
> de pareja, lo justo y lo injusto. Tu vida entera se ve afectada por
> esta experiencia... cambias profundamente... ser infértil cambia
> todo.[19]

Con su propuesta *Infertilidad como ambigüedad de límites* (1987),
Linda Hammer realizó uno de los primeros intentos de explorar la complejidad del proceso psicológico de la infertilidad. Al
desear un hijo, un proceso interno se mueve y la pareja ya no
se percibe como dos, sino como una familia de tres. El espacio
continúa físicamente vacío, pero psicológicamente está ocupado;
es decir, aunque el hijo que se desea no se ha concebido, en su
interior ya existe.

El hijo que la pareja anhela representa los sueños de la infancia de cada uno, así como los sueños compartidos en su relación.
Según Hammer, ocurre un proceso en el que cada uno empieza
a tener un lugar "marginal" con ambigüedad y dificultad para

diferenciarse de sus familias de origen al no poder pasar a otro momento como es ser padres. La de Linda Hammer fue una propuesta valiosa para empezar a penetrar en el mundo interno de las personas que viven un problema reproductivo. Se trata de preguntarse cómo se integra el hueco y la ambigüedad que genera el hijo que se desea, que ya existe en la mente de cada uno y en su relación de pareja.[20]

Buscando soluciones, en ocasiones uno de los dos afectados acude a terapia individual, otras veces ambos van a terapia de pareja o de grupo; sin embargo, si uno está decidido a ir a terapia y el otro no quiere oír hablar de esta opción o del problema, el asunto se complica. Además, representa otro gasto de dinero y tiempo. Pero los beneficios son muchos; por ejemplo, si el hombre, aunque comprende a un nivel racional que no es culpa de su mujer no poder embarazarse, no se explica el enojo que siente hacia ella; al expresarlo, empieza a entender mejor el dolor y la pérdida que sufre.

Efecto en la sexualidad

La sexualidad es más que el acto sexual. Tiene que ver con la intimidad, la ternura, la confianza, el afecto y el concepto de relación con los demás y con uno mismo.

La sexualidad va más allá del cuerpo como algo biológico. El psicoanálisis aportó otra dimensión a este concepto demostrando que es, además, una representación mental, social y subjetiva. Por tanto, decir que la infertilidad afecta profundamente la sexualidad de cada paciente es tomar en cuenta la complejidad del impacto que no poder tener hijos tiene en su psiquismo, su cuerpo y su vida. Su repercusión en las relaciones sexuales, en el placer sexual y en la sexualidad en general es fundamental.

Cuando alguien se enfrenta a su incapacidad para concebir, es común que la sexualidad se experimente con tristeza, como algo presionante, y que las relaciones sexuales se asocien con recuerdos tristes.

> Lo que hasta ayer nacía del deseo, ahora nacerá de la necesidad; lo que el placer motivaba, el deber lo animará…
> Nada será igual. ¿Durante cuánto tiempo?[21]

Ocasionalmente, la reacción ante un diagnóstico determinante es justo lo contrario: un incremento en la actividad sexual, hasta convertirse en un episodio maniaco; es decir, que detrás de esa "aceleración" y ese exceso de energía, haya dolor psíquico, algo intolerable para la mente que se convierte en "triunfo" o en energía desbordada.

Existen ejemplos de hombres casados que tras recibir un diagnóstico de infertilidad se dedican a salir a bares y otros sitios buscando conocer otras mujeres, buscando tener contacto sexual con alguien ajeno a su condición. Hasta que un buen día se detienen para cuestionarse y deciden: "Ya es hora de regresar".

En una de sus obras maestras, *Duelo y melancolía* (1917), Sigmund Freud, el padre del psicoanálisis, expone lo siguiente:

> La peculiaridad más notable de la melancolía y la más difícil de esclarecimiento es su tendencia de volverse al revés en la manía, un estado que presenta los síntomas opuestos […] la manía no tiene un contenido diverso de la melancolía.[22]

Por muy ilógicos y fuera de lugar que parezcan los actos de una persona, quizá detrás de ellos haya una situación de dolor que no sabe asimilar e integrar a su vida. Las conductas más impulsivas y "raras" pueden ser un continuo intento de elaborar el duelo de la pérdida que implica reconocer que nunca podrán tener hijos. A pesar de que estos comportamientos son "ruidosos" y están a la vista —y sujetos a la crítica de los demás—, en el fondo hay un dolor secreto que pugna por ser verbalizado y elaborado.

Algunas parejas se engañan al pensar que la solución a todos sus problemas es la concepción. Si llegaras a pensar así, puedo asegurarte que no es cierto. El divorcio se presenta en todo tipo de parejas; por ejemplo, en las que lucharon durante años para por fin ser padres. Lograr tener hijos no es garantía de que la relación continúe a largo plazo. Por consiguiente —aunque parezca increíble dado el costo económico, emocional y físico de los tratamientos—, es posible que todo esto funcione como defensa para bloquear otros problemas que vienen de tiempo atrás.

Efectos emocionales de algunos métodos de reproducción asistida

Donación de óvulos

La donación de óvulos puede percibirse como médicamente análoga a la donación de semen, pero genera dudas particulares sobre los riesgos y el procedimiento médico; el impacto psicológico en la donadora y en la pareja; el cuidado que debe tenerse para disminuir las probabilidades de un embarazo múltiple; el hecho de que están implicados el cuerpo de la donante y el de la receptora, así como aspectos éticos y legales.

A lo largo de la historia, la fantasía de tener un hijo que no fuera biológico se asociaba a la adopción, pero ahora la ciencia permite tenerlo gestado por donación, poseer otra genética y recibir óvulos de otro cuerpo.

Fantasías inconscientes están en juego antes de la concepción, durante el embarazo y después de tener al bebé, así como muchas emociones en relación con la donadora (agradecimiento y a la vez envidia, resentimiento por el costo de los óvulos e incertidumbre respecto a su carga genética) y el mismo óvulo que se donará. Es común tener fantasías sobre la "otra mujer".

Cuando el óvulo donado se fertiliza con el semen de la pareja y los embriones se transfieren al cuerpo de la mujer receptora, tanto ella como él tienen sentimientos encontrados y fantasías generadas por esta unión.

Esta donación se intenta realizar sin dar a conocer la identidad de la donadora, aunque a veces se presentan "donaciones abiertas" en las cuales la pareja y la futura donadora se conocen. Bien sea que el secreto se mantenga, o que se viva este procedimiento abiertamente, la carga emocional —tanto como la física y económica— es muy complicada.

Algunas mujeres piensan que más adelante le hablarán a su hijo de cómo fue concebido, otras deciden guardar el secreto, pero un miedo común es que el hijo quiera conocer a su madre biológica. Por su parte, algunas donadoras quisieran que los bebés algún día se enteren de su existencia, en tanto que otras lo viven como un procedimiento médico remunerado económicamente y mantienen su distancia emocional.

Es difícil predecir quién vivirá una crisis con esta decisión, cómo y cuándo. La mujer que necesita recibir óvulos donados por un problema de infertilidad sabrá que la parte biológica de ese bebé no le corresponde a ella. Y aunque desde el momento en que este embrión se implante vivirá su embarazo ante los demás como si fuera igual al de otras mujeres, en la pareja y en el vínculo con el hijo, en algún momento puede emerger la presencia de quien le donó sus óvulos.

La comunicación con la pareja es central. En ocasiones se piensa que al nacer el bebé "todo pasó", pero no hay que olvidar que el mundo interno tiene otro tiempo, su ritmo no es el mismo que el del trabajo médico y es probable que una parte de esta experiencia los acompañe el resto de su vida.

Inseminación artificial por donador

Cuando hay infertilidad masculina, las parejas tienen la opción de utilizar el semen de un donador. Algunos la eligen por trastornos genéticos en su familia; otros, porque la calidad de su esperma no es adecuada debido a deformaciones, y otros cuando hay ausencia de éste.

En ciertos casos, el dolor que ambos sufren es tan fuerte que la mujer llega sola al consultorio para el procedimiento. Algunos viven la inseminación artificial con donación de semen como una "infidelidad" por parte de su pareja. A nivel racional saben que se trata de un procedimiento médico, pero visceralmente, a un nivel que va más allá de la conciencia y de lo intelectualizado no pueden evitar sentir que es así y que han sido desplazados.

Por lo general, este procedimiento se realiza sin que la pareja lo comunique a sus allegados. Con el secreto, el hombre puede sentirse "protegido" porque sus conocidos no saben que él es el infértil, o bien, excluido de expresar con libertad su tristeza y su impotencia. Si el embarazo se logra, la confusión, la decepción y la influencia del "secreto" pueden desarrollarse a lo largo de la vida. En vez de acercar a la pareja, el acontecimiento tal vez los separe en lo físico y en lo emocional.

A medida que el embarazo avanza, los miedos de la pareja pueden intensificarse: "¿Y si cometimos un error?, ¿si el bebé, por ejemplo, es de una raza distinta o con una apariencia física totalmente diferente?" La inseminación artificial con donador abre un mundo de fantasías, temores y sospechas. Lo que empezó como una oportunidad que ofrecen los avances de la medicina, puede vivirse como haber pasado a un mundo desconocido en donde la decisión ya está tomada y no hay vuelta atrás.

A raíz de los primeros trabajos publicados años atrás, algunos bancos de esperma han optado por proporcionar información sobre el donador si la pareja lo requiere. Lo mismo ocurre con mujeres que reciben óvulos donados y fertilizados con el esperma de su pareja.

Un fenómeno que ocurre en la pareja

En algunos de estos casos la mujer se vuelve más fuerte y poderosa que el hombre, quien se debilita y se muestra más pasivo. Uno de los padres está involucrado genéticamente y el otro no. El hombre se puede sentir desplazado ante esta situación. En cambio, en las parejas que adoptan, el que es infértil se siente responsable, aunque hay una diferencia: ninguno de los dos es padre biológico.[23]

Muchas parejas deciden mantener el secreto y, en algunos casos, éste puede ser una razón o la razón para que dichas parejas se mantengan unidas o no busquen ayuda.

El psicoanalista francés Michel Tort afirma lo siguiente sobre este método:

> Para padres e hijos los riesgos de revelarle al entorno el origen del hijo no son iguales que en la adopción, ya que la inseminación artificial con donador señala de quién proviene la infertilidad de la pareja, y también la "desigualdad" de la filiación biológica del hijo de la pareja.
>
> Sólo que la cuestión planteada por la inseminación artificial con donador no se reduce a una práctica iluminada por la ciencia y en ruptura con la representación de la herencia. En lo fundamental hace lo que, al margen del saber científico, yace en el fondo de las historias de filiación: la fabricación de un secreto.[24]
>
> Por décadas se ha dado por hecho que las personas concebidas por este método no deben saber la verdad. A los donadores también se les ha asegurado que su identidad jamás será revelada. Son formas de lidiar con las opciones que los avances de la ciencia han logrado, con las complicaciones y los cuestionamientos que conllevan estos logros de la medicina.

Otros motivos

Aunque la inseminación artificial con donador se ha utilizado principalmente cuando existe el factor masculino de infertilidad, cada día aumenta el número de mujeres solteras y de parejas de mujeres que deciden utilizar este método. En estos casos, es más factible que se le explique al hijo o a los hijos cómo fueron concebidos.

Hablemos del donador

El tema de la inseminación artificial por donador se centra en la pareja, en la infertilidad masculina, en el procedimiento... Pero ¿qué sucede con el donador? ¿Quién decide donar su semen para una pareja? ¿Cómo se sienten con su decisión al paso de los años?

Algunos fueron animados por amigos. Por ejemplo, un joven estudiante de medicina decidió hacerle caso al amigo que le dijo: "Ni siquiera es un trabajo... das tu muestra y te pagan..." En su primer intento, el ginecólogo de la clínica le llamó y le dijo: "Tu muestra es 'de oro', es excelente, la mujer ya está embarazada y están muy contentos". Así empezó su "carrera profesional" como donador; durante años donó su semen, en promedio, dos veces por semana. Veinticinco años después, este médico se cuestionó cómo pudo haber hecho esto. ¿Cuántos hijos tendría? La conciencia que no tuvo en su momento, la vivió casi dos décadas después.[25]

Algunos de los que fueron donadores y se convierten en padres, experimentan arrepentimiento, preocupación y miedo. Muchos juzgan que la etapa de su vida en la que fungieron como tales fue irresponsable. La fantasía de que el ser nacido de la donación llegue a involucrarse con uno de sus propios hijos, puede ser una verdadera tortura.[26]

Cada hombre tiene la opción de decidir si se convierte en donador, pero es importante comprender que no es un procedimiento mecánico. La actividad que se realiza sin una conexión afectiva, años o décadas después se puede resignificar y adquirir un sentido profundo.

Proceso emocional durante el embarazo

¿Qué ocurre después de la noticia de que el embarazo "pegó"? El embarazo es un proceso de cambios, de ilusión y de incertidumbre que resulta muy diferente para una pareja que se embaraza sin mayor problema que para otra que ha luchado por largos periodos para conseguirlo.

Primer trimestre

En el primer trimestre, la persona o pareja puede reaccionar con sorpresa, incredulidad, duda y miedo. Durante meses o años han enfrentado continuamente la desilusión. La negación es un mecanismo que los protege de una nueva desesperanza. Muchas veces se pide otra prueba de embarazo para estar seguros.

Quienes han sufrido uno o más embarazos no logrados tal vez acepten la noticia con más facilidad, aunque con una intensa angustia a la espera de que llegue a término. Por lo común, muchas de estas parejas deciden no comunicar la noticia hasta después de los tres meses, ya que en esta primera etapa se presenta la mayoría de los embarazos no logrados. Igualmente, algunas mujeres con estos antecedentes empiezan a disfrutar su embarazo ya transcurrida la semana en la que el anterior no se logró.

El embarazo idealizado también puede decepcionar por las náuseas, los vómitos, los mareos y las escasas relaciones sexuales —sobre todo en el primer trimestre— que trae consigo. Muchos no expresan esta incomodidad y frustración, incluso entre ellos mismos, porque ahora "no tienen derecho" a quejarse.

El hombre tiende a asumir un papel más reservado y así sentir que le brinda fuerza y apoyo a su esposa, pero ella puede considerarlo como falta de interés o de comprensión hacia su malestar.

Un cuestionamiento en cualquier embarazo es si deben practicarse la amniocentesis, prueba en la cual se extrae una pequeña muestra del líquido amniótico que rodea al feto para ser analizada y con la que se detectan algunos trastornos en los cromosomas. Eso implica una decisión importante para cualquier pareja, aunque para la infértil es una prueba más de las muchas que ha vivido.

Pese a todas estas presiones, al terminar el primer trimestre la pareja se siente menos angustiada porque las probabilidades de una complicación disminuyen significativamente; ¡todo un logro en este arduo camino!

Segundo trimestre

El segundo trimestre tiende a ser más tranquilo y es cuando la pareja asimila la realidad: están esperando un hijo.

Es el momento de empezar a planear, pero también de sentir ambivalencia porque durante largo tiempo sólo pensaron en los aspectos positivos del asunto. Ahora se cuestionan sobre las demandas y el cambio tan profundo que ser padres implicará en su vida y en su relación. Por ende, algunos deciden "bloquear" ideas y pensamientos negativos y se esfuerzan por concentrarse sólo en cosas positivas. Temen hablar de su miedo y sentir angustia porque eso afectaría su embarazo.

Quizá perciban que los demás reaccionan de modo insensible porque aparentemente no se cuestionan los riesgos o problemas que podrían presentarse. En este momento muchos sienten, de nuevo, una enorme soledad. Se encuentran ante una encrucijada. Ahora es cuando más necesitan conversar con amigos infértiles, pero algunos han preferido distanciarse, llevados por su depresión, envidia y celos hacia la pareja que ya logró concebir mientras ellos siguen luchando. Viven por fin la emoción de un embarazo y de estar cerca de ser padres, pero los miedos no desaparecen y si alguien puede entenderlos son sus amigos infértiles.

En algunos casos, la mujer debe guardar reposo, bien sea por unos meses o a lo largo del embarazo; entonces, la que se ha sentido inadecuada por no concebir percibe estos cuidados extras y complicaciones como un recordatorio de sus años de infertilidad y de su inseguridad.

Durante el segundo trimestre del embarazo, tras un problema de infertilidad, es el momento de reconocer su felicidad, de captar que sí van a ser papás, pero con mayor conciencia que otras parejas de los riesgos y las complicaciones que pueden interrumpir esta alegría. La infertilidad no desaparece en tres meses… aunque éstos sean parte de un embarazo. Cierto, el dolor y la incertidumbre disminuyen, pero su huella obstaculiza hacerse ilusiones y dar por hecho que todo saldrá bien.

Tercer trimestre

En el tercer trimestre se adoptan decisiones consideradas durante el embarazo, o tal vez desde antes, como el nombre del hijo; se toman cursos y se tiende a controlar todo como mecanismo de defensa ante la ansiedad. En muchas parejas se reviven los miedos y las emociones del primer trimestre. El desgaste emocional y físico es mayor en quienes han tenido complicaciones durante el embarazo y este tercer trimestre les provoca miedo y esperanza a la vez. Se aproxima lo que tanto anhelaron; saben los riesgos, están conscientes de que las cosas siempre pueden cambiar. Viven las últimas semanas esperando lo mejor, pero sin confiarse demasiado.

Después del parto

Pasado el parto, para la mayoría de las parejas infértiles la transición del embarazo a la maternidad y la paternidad representa una profunda alegría. Los mecanismos de defensa que propiciaron el distanciamiento emocional pueden moverse para recibir todo el amor, el cariño y la alegría que explotan al tener un hijo sano.

Efectos emocionales al tener hijos después de un problema de infertilidad

La historia no termina cuando por fin llegan los hijos. Algunos —quizá tú mismo— piensan que así sucede, pero con el tiempo descubren que los años o meses que transcurrieron sin que pudieran tener hijos provocan lesiones que incluso pueden incidir de una generación a otra.

En cierto modo, la pareja infértil puede estar preparada para ser padres. Han aprendido a esperar, a enfrentar la incertidumbre y la frustración. Cuando al fin nace su hijo, llega la felicidad… pero también los momentos de decepción. La realidad suele ser distinta de lo que fantasearon e imaginaron.

Algunos retos que enfrentan después de tener a su bebé, biológico o adoptado o concebido por donación, son los siguientes:

Dejar al hijo fantaseado

¿Hijo fantaseado? ¿Qué quiero decir? A medida que el tiempo transcurre, las personas infértiles canalizan energía hacia el hijo que van construyendo en sus fantasías y que muchas veces es "perfecto". Ellos también se visualizan como los padres "perfectos". La realidad habrá de enseñarles que nadie lo es. Lo mismo ocurre con los padres adoptivos que durante años soñaron con el hijo deseado. Cuando por fin adoptan, el hijo adoptivo podría ser muy diferente de aquel con el que soñaron.

Aunque todas las parejas albergan fantasías sobre el hijo deseado, la diferencia en el caso de las infértiles es que la carga de energía que concentran en el vástago de sus sueños puede ser mayor y más duradera.

El hijo que se construye en la mente a lo largo de años de tratamientos también está presente mentalmente en otros miembros de la familia. Es probable que los abuelos, hermanos y sobrinos alimenten durante años la fantasía de cómo desean y cómo creen que será el futuro bebé.

El hijo fantaseado es una proyección de aspectos que cada uno quisiera tener, es parte de su historia y es un ideal, pero además sirve para sobrellevar interminables tratamientos, cirugías y desesperación.

Si bien es difícil hablar del duelo de alguien que no nació, es necesario vivir la pérdida del hijo fantaseado y lo que se ha depositado en éste. A medida que pasa el tiempo, la pérdida de ese ser tan anhelado se ve desde otro lugar o desde otra perspectiva.

Desarrollar un vínculo realista de parentesco

Un comentario popular es que "la sangre llama a la sangre". Pero muchas parejas no sintieron un amor inmediato al ver a su hijo por primera vez, y esto incluye a los padres infértiles de hijos biológicos, por donación, por madres portadoras o adoptados. Es algo que puede sucederle a todos, que desconcierta y atemoriza al admitirlo.

Una persona que no podía tener hijos y que ahora que lo tiene siente que no lo quiere de inmediato es muy vulnerable, y la falta de ese lazo tan fuerte en un primer momento la vive como "una falla". Algunos dicen que les tomó días, semanas o hasta meses sentir un vínculo con sus bebés.

¿Cómo deberás sentirte cuando nazca tu bebé o te lo entreguen por adopción? En realidad no hay reglas al respecto; culturalmente se espera que la reacción sea de amor profundo desde el primer momento, pero esto puede variar de una persona a otra. Incluso en la misma pareja el tiempo de cada uno puede ser distinto. No poder expresar estos sentimientos lo hace más difícil y en ocasiones se guarda el secreto. El temor a que pase el tiempo y "nada" sientan los mantiene en tensión. Esta reacción tiende a desvanecerse y el cariño y la ilusión por el hijo que ya se tiene surgen poco a poco, lo que los tranquiliza.

Aceptar la ambivalencia

Desde la infancia se nos transmite la idea del "amor incondicional" hacia los demás, pero principalmente hacia los hijos; sin embargo, en toda relación humana hay ambivalencia, aunque cueste trabajo reconocerlo. En efecto, ser padres trae consigo una gran alegría, pero también momentos difíciles.

Si viviste un problema reproductivo, probablemente hayas idealizado durante años tu rol como padre o madre; tal vez sólo imaginaste situaciones agradables y proyectaste la infancia y la vida que te hubiera gustado tener. Esta historia, imaginada por años, en algún momento chocará con la realidad: los hijos se enferman, viven noches sin dormir, surgen gastos que no se contemplaban, y mucho más.

Entonces, el sentimiento de culpa puede surgir de forma desconcertante. Después de desear un hijo por años y haber vivido tratamientos y situaciones tan dolorosas, ¿cómo es posible que tengas momentos desagradables y difíciles? Aunque racionalmente entiendas que no sólo es posible sino que es parte del proceso de ser padre, a nivel emocional la culpa te hará sentir mal porque no "deberías" experimentar esto o aquello, "debes" estar contento y agradecido con tu nuevo papel de padre "todo" el tiempo...

Y para agregar más confusión puedes extrañar algunos aspectos de tu vida anterior; por ejemplo: "Adoro a mis hijos, pero después de años de no poder tenerlos y estar solos... extraño la libertad y el tiempo que teníamos". Pero expresar esta ambivalencia o quejarte no es bien visto y provoca comentarios como: "Pero si tanto querían tener hijos, ¿de qué se quejan?" Como si las personas infértiles no tuvieran derecho a sentirse cansadas o a lamentar alguna actividad relacionada con el hijo que ya tienen... Esto puede dificultar que acepten la ambivalencia prevaleciente en cualquier relación humana que, además, es parte de crecer, de vivir y de formar una familia.

Redefinir la familia

El nacimiento del primer hijo es central para la transición de la familia de origen a la propia; genera cambios y un impacto en cada miembro del núcleo familiar. Con las parejas infértiles o las madres y padres solteros, este proceso es en especial muy complejo.

Los abuelos, por ejemplo, han esperado este momento por mucho tiempo y los nuevos papás se sorprenden al ver cómo reaccionan, los ven mucho más grandes o incluso alguno podría haber muerto. Y los propios nuevos padres podrían sentir temor de disfrutar su nuevo núcleo familiar y por las pérdidas enfrentadas después de tantos años de frustración y desaliento.

Al redefinir la familia con la llegada del hijo tan esperado también se comprende el tiempo transcurrido hasta este momento. El optimismo y la confianza resurgen y las experiencias tristes, si bien tal vez no desaparezcan, sí toman gradualmente otro lugar con menor intensidad.

Hijos con cuidados especiales

Tal vez éste sea uno de los temas más aterradores para la pareja infértil. ¿Y si después de tanto esfuerzo, tiempo, dinero y desgaste su hijo nace con una o con varias discapacidades o trastornos en el desarrollo? ¿Y si una pareja se somete a tratamientos u opta por la adopción y con el tiempo se da cuenta de que su hijo necesitará cuidados especiales?

Es complejo explicar su dolor y su sorpresa. Una vez más, viene la culpa: algunos se preguntan si se les estaba mandando una señal de que no debían ser padres. Quienes dudaban de los tratamientos y sus controversias podrían pensar que esto les pasa por "ir en contra" de la naturaleza. Además de la ira y la culpa sienten gran confusión al percibir que ahora que por fin son padres, deberán lidiar con una o varias discapacidades.

Eso los obliga a replantear sus expectativas y sus planes, y, según muchos han afirmado, reducir sus expectativas los tranquiliza: nada se presupone y todo es un logro.

Fueran cuales fueran sus fantasías largamente acariciadas sobre su futuro hijo y cómo sería su vida con éste, siempre puede haber complicaciones para cualquiera, sin tomar en cuenta si se padece o no un problema reproductivo. Entonces, de nuevo tendrán que soportar consejos, preguntas y dedicar buena parte de su vida a consultas con especialistas. Ello implica iniciar un camino nuevo y doloroso, con nuevas metas por enfrentar. Aun así, algunos opinan que la alegría experimentada al convertirse en padres es algo inamovible que les da fuerza para continuar.

Vivir la infertilidad

Todo lo anterior nos permite detectar que, si bien cada caso tendrá un desarrollo distinto, para muchas mujeres aceptar su infertilidad es una afirmación y representa consolidarse como personas. Esto es significativo pues durante el proceso se sienten defectuosas, devaluadas, distanciadas de las demás y excluidas de la función biológica exclusiva de su género. Aceptar y elaborar la infertilidad es volver a valorar el cuerpo.

Asimismo, en tanto crisis profunda, es posible compararla con otras experiencias; por ejemplo, el sufrimiento que produce la muerte es similar al provocado por la pérdida del hijo deseado y de la continuidad genética. Es posible aliviar el dolor y brindar apoyo a las personas infértiles si, entre otras cosas, se reconoce su circunstancia como una crisis de vida y no como una aberración psicológica, ya que los problemas reproductivos no deben contemplarse como algo aislado, al igual que sucede con otras experiencias de vida.

La infertilidad en sí misma es compleja y dolorosa, pero además se liga con la vida de la persona. Cada persona infértil vivirá esta experiencia de forma particular porque el significado interno y cómo se va a representar según su historia de vida es único.

Por último, se dice que quienes logran concebir y procrear "han triunfado". ¿Qué significa eso? ¿En dónde quedan quienes enfrentaron su problema pero nunca lograron tener un hijo biológico? ¿Eso quiere decir que son fracasados? ¿Que su lucha no ha servido y están "derrotados"?

Sandy Linton expone una nueva definición de éxito:

Has alcanzado el éxito si logras atravesar por los problemas de infertilidad sin perder a tu familia ni a tus amistades.

Has alcanzado el éxito si te has convertido en un usuario que se ha informado y educado sobre lo que es la infertilidad y sus tratamientos.

Has alcanzado el éxito si has logrado apoyar y ayudar a otras personas que viven el mismo problema.

Has alcanzado el éxito si has conseguido ejercer control y piensas en las otras opciones disponibles para formar una familia.

Has alcanzado el éxito si has logrado cuidarte y ayudarte a ti mismo buscando otras distracciones y apoyo emocional.

Has alcanzado el éxito cuando algunos días, a pesar de que no has logrado el "éxito", te levantas de la cama, te vistes y enfrentas al mundo un día más.[27]

Reflexiones sobre el capítulo 5

Por favor, lee las siguientes preguntas, reflexiona sobre ellas, relee cualquier sección del capítulo que consideres necesaria y, en los espacios, contesta lo que corresponda en tu caso. Enseguida te presento mis recomendaciones al respecto.

¿Qué piensas de los tratamientos con algún tipo de donación? ¿Los has intentado? ¿Crees que tu relación de pareja se ha visto afectada? ¿Cómo?

_____

_____

_____

_____

Te recomiendo:

- En efecto, la donación despierta dudas e inquietudes. Consúltalo contigo mismo y con tu pareja. Habla con tus seres cercanos, exclusivamente con quienes les tengas confianza absoluta. Reúne opiniones y toma tu decisión.

¿Formar una familia sigue siendo una meta importante para las personas? Dime qué opinas al respecto.

_____

Te recomiendo:

- Los cánones sociales nos dictan que lo adecuado es tener una familia, con todo lo que esto implica: pareja, hijos, abuelos y otros. Evalúa si esto es para ti y, si disientes, no dudes en expresarlo y en ser congruente con tus ideas. Si estás de acuerdo, lucha por conseguirlo, pero no te hundas de no ser posible.

¿Crees que la sociedad y la familia pueden ser un apoyo en los procesos de reproducción asistida? ¿O un obstáculo? ¿En qué forma?

Te recomiendo:

- Si tu familia no te apoya, procura cambiar esa situación, pues es fundamental que te sientas respaldado en estos momentos. Haz lo que esté a tu alcance: comunícate, exprésate, indícales en qué pueden ayudarte, traza incluso un plan para ello.

Sabemos que hombres y mujeres tienen reacciones distintas. ¿Crees que deben responder de igual manera? ¿Qué sucede en tu caso?

Te recomiendo:

* Lo principal en éste y en todo momento de la vida en pareja es respetarse. Respeten lo que cada uno siente y la manera en que actúa al respecto. Señalen si algo de la reacción del otro los molesta o los hiere. Conversen.

¿Opinas que en algunos tratamientos, como la inseminación artificial por donador, lo mejor es mantener el secreto? Describe por qué.

Te recomiendo:

* Cada persona, cada pareja es un mundo. En este caso, hagan lo que más conveniente les parezca para su vida en común. Es la decisión más sabia que pueden tomar.

¿Piensas que cada persona tiene su mundo interno? ¿Cómo es el tuyo?

_____

_____

_____

_____

Te recomiendo:

- Conócete y podrás entenderte y entender mejor a los demás. Podrás incluso prever cuál será tu reacción a ciertos acontecimientos y prepararte para ello.

Notas para el capítulo 5

[1] Kübler Ross, E., *La rueda de la vida*, Vergara, Barcelona, 2015, p. 138.

[2] Downey, Jennifer y Mary McKinney, "The Psychiatric of Women Presenting for Infertility Evaluation", en *American Journal of Orthopsychiatry*, vol. 62, núm. 2, abril de 1992, pp. 196-205.

[3] Morales Carmona, F., Evangelina Aldana, Jorge Carreño, Edgar C. Díaz, Guillermo A. González, Susana Martínez, María Luisa Rodríguez y Claudia Sánchez, *Psicología de la reproducción humana, un enfoque integral*, Instituto Nacional de Perinatología, Trillas, México, 2002.

[4] Rubín, Ramón, *El callado dolor de los tzotziles*, Fondo de Cultura Económica, México, 1993, pp. 22-23.

[5] Daniluck, Judith C., *Infertility Survival Guide*, New Harbinger Publications, Estados Unidos, 2001, p. 148.

[6] *Ibídem*, p. 152.

[7] *Ibídem*, p. 24.

[8] Casado, María, Florencia Luna y Rodolfo Vázquez, *Género y bioética*, Suprema Corte de Justicia de la Nación-Fontamara, México, 2014, p. 78.

[9] *Ibídem*, p. 84.

[10] Jaffe, Janet, Martha Ourieff Diamond y David J. Diamond, *Unsung Lullabies*, St. Martin's Griffin, Nueva York, 2005, p. 257.

[11] Casado, Luna y Vázquez, *op. cit.*, p. 75.

[12] *Ídem*.

[13] Peoples, Debby y Harriette Ferguson Rovner, *Cuando el hijo deseado no llega*, Vergara, Barcelona, 2001, p. 56.

[14] Daniluk, Judith, *op. cit.*

[15] Cooper, Susan L., y Ellen S. Glazer, *Beyond Infertility*, Lexington Books, Nueva York, 1994.

[16] Daniluk, Judith, *op. cit.*

[17] Domar, Alice, "Infertility and Stress", en *Family Building*, vol. II, núm. 4, 2003.

[18] Brott, Armin A. y Jennifer Ash, *The Expectant Father*, Abbeville Press Publishers, Nueva York, 2010, p. 335.

[19] Daniluk, Judith, *op. cit.*, p. 27.

[20] Hammer Burns, Linda, "Infertility as Boundary Ambiguity: One Theoretical Perspective", en *Family Process*, vol. 26, septiembre de 1987, pp. 359-372.

[21] Hope Sánchez Mejorada, María y Teresa Martínez Arana, *Los hijos del anhelo*, Norma, México, 2004, p. 31.

[22] Freud, Sigmund, "Duelo y melancolía", en *Obras completas*, t. XIV, Amorrortu, 1984, p. 250.

[23] Baran, Anette y Reuben Pannor, *Lethal Secrets: The Psychology of Donor Insemination*, Amistad Press, Nueva York, 1993, p. 27.

[24] Tort, Michel, *El deseo frío*, Nueva Visión, Buenos Aires, 1992, pp. 214-217.

[25] Baran y Pannor, *op. cit.*

[26] *Ídem.*

[27] Linton, Sandy, "Redefining Success", *Resolve Newsletter from Georgia*, reimp. de *The Resolve Newsletter of Virginia*, primavera de 1994, p. 2.

Lecturas recomendadas para este capítulo

Sandoval, Eva, *¿Y tú qué crees?*, Urano, Valladolid, España, 2015.

CAPÍTULO 6

Embarazos no logrados

El trauma de la infertilidad y de los embarazos no logrados toma muchas formas, pero abajo de éstas hay dolor y pérdida: "He tenido cuatro embarazos no logrados. No me siento infértil. Pero tampoco he podido tener un hijo."[1]

No podía llorar cuando perdí a mi bebé. Me encontraba en una cama con medicamentos que pasaban por mi brazo. Era como una pesadilla surrealista. Mi esposo no estaba conmigo. No le permitieron seguir conmigo por las horas de visita. Desperté y me sentía muy deprimida, pero todavía no podía llorar... Mientras me recuperaba en la habitación, despertando de la anestesia, escuché a una mujer llorando como si su corazón se quebrara. En mi mareo me preguntaba por qué nadie la ayudaba. Entonces me di cuenta de que era yo.[2]

Poco a poco me fui atreviendo a ver a los amigos que tienen bebés de la edad que ahora tendría el mío... En general no tengo problema para estar con bebés, pero cualquier niño de tres meses... es muy difícil. Es demasiado el recuerdo de lo que pudo ser.[3]

201

Ahora hablaremos de una experiencia especialmente dolorosa entre todos los dramáticos momentos que pueden presentarse en la infertilidad: los embarazos no logrados y la muerte de un recién nacido. Por lo general, la infertilidad se asocia con la incapacidad para concebir. Pero algunas parejas sí consiguen el embarazo; el problema es que éste no llega a término. Después de sufrir años para lograr el embarazo, unas semanas o meses después enfrentan otra triste verdad, que no han conseguido la verdadera meta: tener un bebé con vida.

¿Qué es un embarazo no logrado? Es aquel que por cualquier causa o complicación no llega a término. Algunos le llaman *aborto espontáneo*, pero es preferible no usar esta definición porque puede prestarse a confusiones.[4]

Esto ocurre tanto en las mujeres que nunca han tenido hijos como en aquellas que ya han tenido uno o varios y después no logran concebir, o que su embarazo llegue a término.

A la infertilidad se le clasifica como primaria (cuando nunca se ha logrado un embarazo) y como secundaria (cuando, tras haber conseguido un embarazo sin tratamiento, sin importar si llegó o no a término, transcurre un año sin conseguir un nuevo embarazo).[5]

En esos casos es común resistirse a aceptar el diagnóstico de infertilidad secundaria. Ni ella ni su pareja se perciben como infértiles; después de todo, ya es madre… Lo mismo sucede con quienes los rodean. ¿Cómo puede tener un problema de infertilidad una pareja que ya tuvo uno o más hijos?

Para las parejas que pasan de ser "normales" a ser "pacientes infértiles", la confusión puede ser intensa.[6]

La identidad es un sentimiento que brinda una sensación de continuidad existencial, por lo que el sujeto se reconoce a sí mismo, y es reconocido por los otros a pesar de los cambios.[7]

El bebé necesita a la madre para sobrevivir, al grado de que si ésta o alguien más no lo atienden, puede morir. Muchos estudios realizados en el campo de la psicología y del psicoanálisis han abordado esta necesidad. Por otro lado, aunque se mencione menos, también la madre y el padre necesitan a su bebé. Cualesquiera que hayan sido sus motivaciones internas para tener un hijo, ya presente el embarazo diversos aspectos psicológicos y biológicos empiezan a interactuar entre los tres. Ese vínculo inicia antes del nacimiento del bebé.

Diferencias culturales

En la actualidad se acostumbra que la mujer, y su pareja si la tiene, apenas recibe la confirmación del embarazo, lo comunique a sus familiares y amigos. En otra época, la noticia no se daba sino hasta el segundo trimestre, y en algunos casos hasta que hubiera nacido un bebé sano.

Los embarazos no logrados han intentado explicarse construyendo algunas creencias; por ejemplo, los aborígenes australianos pensaban que cada bebé vivía como espíritu hasta entrar en el útero de su madre. Ocasionalmente, el espíritu se equivocaba y entraba en el de otra madre, por lo que el embarazo no se lograba. Durante muchos años, el tema era tabú y rara vez se mencionaba, ni siquiera entre la propia pareja o con los médicos. También se creía que para prevenir complicaciones en el embarazo, había que evitar impresiones fuertes.[8]

Hace mucho tiempo, buscando comprender por qué algunos bebés nacían sin vida o por qué algunos embarazos se interrumpían, se practicaban autopsias en mujeres que fallecían durante esta etapa. Sin embargo, por siglos las autopsias estuvieron prohibidas y se realizaban en secreto.[9]

Ahora, los misterios de la reproducción se exponen a tal grado que el momento de la concepción ha sido captado gracias a la tecnología de la fibra óptica. Los enigmas de la maternidad, que tanto asombro despertaron, ahora se muestran a los padres mediante el ultrasonido.[10]

Muchos creen que como hace siglos se perdían tantos bebés por enfermedades y por la rudimentaria medicina de la época, los embarazos no logrados no eran tan impactantes. ¿Qué opinas de ello? Por supuesto, es falso. Los padres han llorado y sufrido la pérdida de un hijo que no llegó a nacer o de aquel que nació sin vida a lo largo de la historia.

Sin embargo, las costumbres eran otras. En la época de la reina Victoria, las mujeres debían usar fajas especiales para esconder su embarazo; llevar "ropa de embarazada" era impensable. Por consiguiente, los embarazos no logrados ni siquiera se mencionaban, aunque eso no implica que el dolor y el impacto emocional que causan no estuvieran presentes. En casi todas las sociedades se creía que el embarazo no logrado se debía a una conducta inapropiada, a malos hábitos, y también al "exceso" de relaciones sexuales. En el siglo XIX un médico afirmó que la causa era la violencia… refiriéndose a la relación sexual. En la cultura maya, las mujeres debían comer lo que se les antojara, es decir, lo que su corazón y su bebé les indicaran; se creía que los embarazos no logrados se debían a que la mujer no había consumido algo que el feto deseaba y, por tanto, había decidido abandonarla.[11]

¿Tiene algo que ver la edad?

En 1994, Severino Antinori, un médico embriólogo italiano, reportó que una de sus pacientes, Rossana Della Corte, estaba embarazada. ¿Su edad? 62 años.

En 2004, el periódico *The Times* en Londres anunció: "Adriana Iliescu será la 'madre más vieja' del mundo y espera gemelos". Finalmente no fueron dos sino uno.

En 2005, en California, Estados Unidos, Carolyn Pelcak, una mujer soltera, tuvo a su primer hijo a los 52 años, por FIV. El segundo fue a los 55. El periódico que dio la noticia resaltó asimismo: "Está feliz y disfrutando cada minuto".[12]

Además, personas públicas, entre ellas varias actrices, anuncian estar embarazadas, por ejemplo, a los 42 años o más. Eso causa confusión y hace creer que con los avances de la ciencia y la "alta tecnología reproductiva" ya es posible embarazarse a cualquier edad. Algunas mujeres asumen que pueden esperar y buscar hacerlo en cualquier momento.

Si tú piensas de esa forma, toma en cuenta que esto es un espejismo. En algunos casos, las probabilidades de que el embarazo no se logre pueden ser mayores con mujeres de más edad. Los ejemplos anteriores, tan notorios por la publicidad que se les da, generan una percepción equivocada de los alcances de la medicina y las limitaciones de las personas, así como de las complicaciones a las que te puedes enfrentar.

Desde luego los adelantos en el campo de la reproducción son impresionantes y en México se cuenta con excelentes clínicas y médicos ginecólogos especializados en infertilidad. Sin embargo, la edad de la mujer es una realidad aplastante y puede aumentar considerablemente las probabilidades de que su embarazo no se logre.

Impacto emocional

Si la vida fuera justa, cualquier pareja infértil que lograra un embarazo debería llevarlo a término y parir un bebé sano. La pérdida de un embarazo es una experiencia difícil, incluso para quienes no presentan un problema reproductivo y se embarazan con facilidad. Imagina entonces la intensidad de los sentimientos que se arremolinan cuando esto ocurre tras varios años de tratamientos.

El duelo es muy doloroso, porque aun quienes evitan ilusionarse, cuando reciben el resultado positivo de la prueba de embarazo empiezan a sentir un vínculo con ese ser que ya está en el cuerpo de la madre y en la mente de ambos padres.

Algunas personas deciden tener hijos poco después de casados, en tanto que otras prefieren dedicar varios años a su desarrollo profesional antes de pensar en formar una familia. El factor económico también influye en esas decisiones. Cualquiera que haya sido el camino escogido, por lo general la pareja se involucra emocionalmente con el deseo de un hijo, las fantasías y todo lo que significa desear ser padres.

El embarazo es un estado especial, el único momento en que la mujer lleva en su interior otra vida, la cual siente como parte de ella. El cuerpo adquiere otro significado, pues en él se está gestando la vida de un hijo que ha estado en el deseo y en la mente de su madre, y de su padre, desde antes de ser concebido. Aunque físicamente la mujer se vea igual y los cambios que produce el embarazo todavía no se manifiesten, su cuerpo ahora simboliza algo más.

El embarazo es un periodo complejo en donde de forma particular se integran lo biológico y lo psíquico, y todo ello se ve interrumpido cuando no se logra o llega a término pero con el nacimiento de un ser sin vida. ¿Cómo puede asimilar, elaborar e integrar la pareja esa situación?

El dolor provocado por la pérdida aumenta cuando la madre —y el padre— descubre que los demás no comprenden la intensidad emocional de su experiencia. Escucha comentarios como: "Puedes descansar un poco más de tiempo sin hijos", "Estás bien, seguro te vuelves a embarazar", "Esta experiencia les va a servir para estar mejor preparados para el siguiente", "Pero ni siquiera se había formado". Las personas cercanas no comprenden que el hecho de que no haya nacido y no haya tenido una realidad concreta, no le quita la identidad ni el significado de una pérdida.

Otros efectos

- *Impacto económico*: si la pareja tiene dificultades en este sentido, la experiencia del embarazo no logrado casi anula la posibilidad de pagar un nuevo tratamiento.
- *Temor*: tener miedo de que esta experiencia y esta pérdida se repitan.
- *Pensamiento catastrófico*: pensar que ésta quizás haya sido su única oportunidad de tener un hijo (incluso pueden volver a someterse a tratamientos durante años y no obtener resultados positivos).
- *Preguntas incesantes*: "¿Hice algo para provocar esta pérdida?", "¿Pude haber hecho algo para prevenir lo que sucedió?", "¿Por qué otras parejas pueden tener hijos?"
- *Culpa*: es muy difícil que la mujer que vive uno o varios embarazos no logrados no sienta culpa o responsabilidad en algún momento. Algunas se juzgan sin piedad buscando qué hicieron mal y cuestionándose si no se cuidaron lo suficiente.
- *Duda*: actividades o momentos que parecían insignificantes ahora se perciben en forma diferente, pues piensan que pudieron influir en que el embarazo no llegara a término; por ejemplo: ¿estaba demasiado preocupada y tensa? Si bien el médico puede explicarles que lo hecho o no hecho no influyeron para que esto sucediera, la pareja —y sobre todo la mujer— puede atormentarse pensando si provocó una complicación en el embarazo.
- *Enojo*: enojo incluso con Dios. Así como algunas personas encuentran en su religión fuerza para luchar contra la infertilidad, otras desisten, se alejan de ésta y pierden la fe.

En la semana dieciocho fui a mi consulta médica... La doctora me dijo: "¡Vamos a oír su corazón!" Sólo hubo silencio. Finalmente hicieron un ultrasonido. Yo no quería mirar. Ya sabía. Entonces la doctora dijo que lo sentía mucho, parecía que el bebé había muerto tres o cuatro semanas antes. No podía creer que mientras yo compraba ropa de maternidad y me ilusionaba con cursos prenatales... mi bebé ya había muerto.[13]

- *Vulnerabilidad*: la seguridad de la mujer y del hombre se debilitan y se perciben más endebles; después de todo, ellos esperan sobrevivir a sus padres y que su hijo los sobreviva. De ahí la pregunta: "Si esto pudo suceder... ¿qué más puede pasar?" Ahora la manera de percibir la vida es distinta, el miedo a los riesgos es más consciente e intenso que antes. La idea de que "las cosas malas les pasan a los demás" desaparece.
- *Negación*: a muchas personas se les dificulta reconocer sus emociones y enfrentar el duelo. Por tanto, lo niegan. Al salir del hospital intentan seguir su vida normal, como si nada hubiera sucedido. Otras lo manifiestan de forma maniaca, acelerada, y participan en muchas actividades sintiendo gran energía, pero con el tiempo el dolor de la pérdida las invade.
- *Otras diversas reacciones*: algunas parejas se sobreponen con rapidez y en otras pueden presentarse cuadros depresivos durante varios meses o más. Cada reacción es respetable y única, pero es necesario reconocer el impacto emocional de lo que les sucedió. ¿Cómo? Las imágenes, las ideas, los recuerdos y las sensaciones que les despierte son importantes y, aunque a veces parezcan tener poca relación con la interrupción del embarazo, por algo "aparecen" en la mente de la persona.

La sensación de pérdida

La pérdida de un embarazo no logrado es lacerante, pero además puede ligarse a otras pérdidas y experiencias de la vida. Independientemente de cuánto le afecte un embarazo no logrado a la mujer y a su pareja —cada caso es distinto—, es indispensable comprender que la pérdida *sí existe* y tienen derecho a sufrirla. Hay diferentes rituales para enfrentar la experiencia: funerales, mensajes, correos electrónicos y cartas de pésame que ayudan a los deudos a sentirse acompañados. Cuando un hijo no nace, es más difícil acompañar y brindar apoyo.

¿Qué ocurre con el hombre?

Un aspecto que tiende a relegarse, pero de gran relevancia, es el dolor del hombre. Por lo general, él está al margen del tratamiento y se le exige ser fuerte y "no perder las esperanzas". Es probable que ni su mujer sepa lo que sufre. Todo esto refuerza su soledad y la demanda de "estar controlado". La mujer es quien concibe y su cuerpo lo muestra, pero el hombre también ha perdido al hijo que tanto deseaba.

> Fui al trabajo un día, después de que se perdió el embarazo… Una secretaria me dijo: "Ya supe lo que pasó; dile a tu esposa que lo siento mucho", y pensé… "¿Y yo qué?"[14]

Es común que las parejas hablen de su experiencia como midiendo quién sufre más. Lo cierto es que ambos han perdido a su bebé y pensar "tú estás más deprimido que yo" o "a mí me pegó más fuerte que a ti" es crear distancia entre ellos. Esto sucede por igual con parejas heterosexuales, con parejas del mismo género y con madres solteras que desean aprovechar los avances de la medicina reproductiva; en fin, cualquier ser humano que sufra la decepción de perder a ese bebé que tanto espera.

Muchas veces el hombre es el "paciente olvidado"; los familiares y los amigos "mandan a terapia" a la mujer. El que su cuerpo sea el que lleva el embarazo despista, aminora ante sus ojos el impacto de la pérdida en el hombre. Si deciden ir a terapia, ya sea en forma individual o en pareja, ambos deberán recibir apoyo en este proceso.

¿Qué ocurre con la mujer?

El organismo femenino responde a un embarazo interrumpido con posibles cambios posparto sumamente difíciles, pues sus niveles hormonales están alterados y los senos pueden contener leche. Su cuerpo, que se preparaba para recibir y alimentar al bebé, ahora lo hace para asimilar y elaborar la pérdida. En diversos casos, el dolor se ve acrecentado por la dificultad de conocer la causa médica del problema.

En ella se agolpan distintos sentimientos: culpa, depresión e incluso envidia hacia otras mujeres que lograron tener a sus hijos y no han pasado por una experiencia de este calibre. Ésas son posturas esperadas ante una experiencia potencialmente traumática.

La envidia y la confusión pueden ser intensas, ocasionando conflictos en la percepción de uno mismo y en su identidad. Freud dijo que el Yo es antes que nada "un Yo cuerpo" (1923, p. 27). ¿Qué significa esto? Que la forma en que nos conocemos es a través del cuerpo.[15]

Reacciones en ambos

Una buena parte de la frustración y el coraje provocados por esta pérdida se descarga contra el médico y su equipo. Los reclamos pueden durar años y muchas veces los afectados deciden cambiar de ginecólogo, pues lo responsabilizan de lo que les sucedió. Pero, aun con un médico nuevo, la relación médico-paciente puede sufrir un grave daño. Es esencial reunirse con el especialista y conversar sobre las complicaciones que se presentaron; de no hacerlo, podrían cargar con dudas permanentes, atormentándose y responsabilizándose de lo que sucedió.

¿Cuántas veces tendrá el ginecólogo que explicarles las posibles causas del embarazo no logrado? Muchas. Aunque parezca igual, cada explicación reforzará a la otra y servirá para elaborar y asimilar la traumática experiencia.

Dado su impacto, es poco el espacio que se presta a los embarazos no logrados y espero que en este capítulo haya transmitido el dolor, la confusión y la pérdida que éstos implican.

A medida que la medicina reproductiva avanza y con el seguimiento que actualmente se le da a la mujer durante el embarazo, se espera poder prevenir estos episodios cada vez más, así como los nacimientos de bebés sin vida. Son situaciones terriblemente difíciles para los pacientes, en primer lugar, pero también para sus familiares, amigos y los profesionales que están comprometidos con ayudar a las personas infértiles.

Reflexiones sobre el capítulo 6

Por favor, lee las siguientes preguntas, reflexiona sobre ellas, relee cualquier sección del capítulo que consideres necesaria y, en los espacios, contesta lo que corresponda en tu caso. Enseguida te presento mis recomendaciones.

¿Consideras que el embarazo no logrado es una pérdida? ¿Cómo lo has vivido?

_____

_____

_____

_____

Te recomiendo:

- En efecto, es una pérdida. Por consiguiente, no le restes importancia a tu sentimiento de pérdida. Date tiempo para llorar y, si puedes, busca un hombro en el cual apoyarte para hacerlo. Escribe acerca de tu pérdida y, con el tiempo, de cómo te vas recuperando.

¿Las complicaciones en el embarazo son un problema actual, quizá provocados por los propios avances de la medicina? ¿O vienen desde otros momentos de la historia? ¿Cómo se han tratado?

_____

Te recomiendo:

- Relee el capítulo y piensa en esto. Puede resultarte de gran ayuda.

¿Impacta el embarazo no logrado la relación de pareja? ¿Alguno se siente más responsable? ¿Es mejor hablar o no hablar del tema?

Te recomiendo:

- El impacto en la relación puede funcionar de dos maneras: positiva, al unirlos más, y negativa, si no hablan de ello y se culpan mutuamente. Tú decides. Eso sí, procura siempre darle un lugar a la memoria del hijo perdido en esa relación y, de ser posible, escríbanle una carta.

¿Siente el hombre "algo" cuando se presentan complicaciones y se interrumpe el embarazo? ¿Qué ocurre en tu caso?

Te recomiendo:

- Si tú eres el hombre, conviene que expreses tus sentimientos, que compartas con tu pareja tu dolor y tu frustración. Eso la ayudará a entenderte y también la consolará al sentir que ambos comparten la misma pena. Si eres la mujer, apoya a tu compañero y busca que te conforte. En ambos casos, reconozcan que la reacción del otro puede ser distinta de la propia. Igualmente, prepárense para recibir algunos comentarios inadecuados.

¿Piensas que es posible evitar que se frustre un embarazo? ¿Cómo?

Te recomiendo:

- Lo mejor es estar siempre en buena relación con tu médico, pues éste será la mejor fuente de información y de explicaciones en caso necesario. No especules al respecto.

Notas para el capítulo 6

[1] Jaffe, Janet, Martha Ourieff Diamond y David J. Diamond, *Unsung Lullabies*, St. Martin's Griffin, Nueva York, 2015, p. 10.

[2] Menning, Barbara Eck, *Infertility. A Guide for the Childless Couple*, Prentice Hall Press, 1988, p. 69.

[3] Domar, Alice D., *Conquering Infertility*, Penguin Books, Estados Unidos, 2004, p. 235.

[4] Harkness, Carla, *The Infertility Book: A Comprehensive Medical and Emotional Guide*, Celestial Arts, California, 1992, p. 169.

[5] Asociación Mexicana de la Medicina de la Reproducción, <www.ammr.mx>.

[6] Jaffe, Ourieff y Diamond, *op. cit.*, p. 11.

[7] Alkolombre, Patricia, *Deseo de hijo, pasión de hijo*, Letra Viva, Argentina, 2008, p. 49.

[8] Sha, Janet, *Mothers of Thyme: Customs and Rituals of Infertility and Miscarriage*, Lida Rose Press, Minneapolis, 1990, pp. 65-79.

[9] Mundy, Liza, *Everything Conceivable*, Anchor Books, Nueva York, 2008.

[10] Alizalde, Mariam Alcira, *Motherhood in the Twenty-First Century*, Karnac, Reino Unido, 2006, p. 149.

[11] Sha, Janet, *op.cit.*, pp. 65-79.

[12] Mundy, Liza, *op. cit.*, pp. 52-53.

[13] Cooper, Susan L. y Ellen S. Glazer, *Beyond Infertility*, Lexington Books, Nueva York, 1994, p. 92.

[14] Menning, Barbara, *op. cit.*, p. 76.

[15] Man, Mali, *Psychoanalytic Aspects of Assisted Reproductiv Technology*, Karnac, Londres, 2014, p. 5.

Lecturas recomendadas para este capítulo

Branden, Nathaniel, *El poder de la autoestima*, Paidós, México, 2013.

Kübler-Ross, Elisabeth, *La rueda de la vida*, Vergara, España, 2015.

Kushner, Harold, *Cuando las cosas malas le suceden a la gente buena*, Vintage, Nueva York, 2006.

CAPÍTULO 7

Otras alternativas

¿Piensas que todo está terminado irremediablemente después de tantos intentos? Siempre hay alternativas y en este capítulo presento los recursos disponibles cuando se decide ya no emprender más tratamientos de reproducción asistida, resolución que puede ser voluntaria o un tanto forzada por las circunstancias.

Aquí exploraremos juntos las opciones a tu alcance cuando la vida parezca haberte cerrado las puertas a ese profundo anhelo que muchas más personas de las que imaginamos albergan.

Adopción

Quienes lucharon durante años contra la propia biología, tendrán que renunciar ahora al hijo biológico y emprender un camino diferente [...] Rebeldes, insumisos, tercos, egoístas, para ellos no existe [...] la fatalidad del destino, la voluntad divina o la irremediable exclusión de la naturaleza. Han conquistado su derecho a ser padres.[1]

Ninguno de mis hijos fue concebido fácilmente; nacieron sólo por mi abrumador deseo de ser madre, un deseo que no acabo de comprender, únicamente lo siento.[2]

La adopción es uno de los procedimientos legales más antiguos, con el cual se "crea" una unión entre personas que no están biológicamente relacionadas.[3] Según una definición, adoptar es recibir como hijo, con los requisitos y las solemnidades que establecen las leyes, al que no lo es naturalmente.[4] Esto implica, más que un proceso meramente legal que altera o crea relaciones entre diferentes personas, un complejo proceso social y psicológico, una garantía social que confiere al hijo adoptivo la posibilidad de identificarse con una familia.

La adopción es un principio y un fin: el principio de una relación para toda la vida, mediante la cual uno o dos adultos asumen los derechos de ser padres y, a la vez, el fin de los derechos de quienes le dieron la vida a este hijo.

Antecedentes de la adopción

La figura del hijo separado de sus progenitores por razones diversas, que es tomado como propio por otro personaje, ha estado presente en mitos, cuentos y leyendas que han acompañado el devenir de la humanidad. Desde los recuentos más antiguos hasta las clásicas telenovelas de nuestros días retratan, de una u otra manera, esta situación.

Según los primeros documentos que dan fe de ella, la adopción se remonta a unos 2000 años antes de nuestra era, en Babilonia, cuando el rey Hammurabi decretó los derechos y las responsabilidades de los adoptantes y adoptados en esa civilización. En su extraordinario código de piedra, en lo que hoy se conoce como los párrafos 185 y 193, quedó establecido, por ejemplo, que:

- Cualquier hombre o mujer, soltero o casado, podía adoptar un hijo, siempre y cuando obtuviera para ello el consentimiento de los progenitores (salvo que se tratara de hijos ilegítimos, custodios del templo y esclavos, en cuyo caso los padres no tenían derecho sobre ellos).
- Los hijos adoptivos tenían, respecto de sus adoptantes, los mismos derechos hereditarios y de posición social que los hijos biológicos.

Sin embargo, aunque hoy es visto como precursor de las legislaciones para adopción, el código Hammurabi autorizaba a los padres a castigar la ingratitud de sus hijos adoptivos cortándoles la lengua, arrancándoles un ojo o reduciéndolos a la esclavitud si buscaban volver con su familia de origen o no satisfacían las expectativas de sus adoptantes. Estas drásticas medidas lo convierten en un código muy poco funcional, por calificarlo de alguna manera.[5]

Con el paso de los años, la adopción se consolidó como un procedimiento legal de colocación. Cualquier duda sobre la identidad, herencia o ancestros del hijo era negada, no escuchada o juzgada, y ponía en entredicho la habilidad de los padres para criar a sus hijos.

Un ejemplo de esto sucedió a mediados del siglo XIX, cuando la Sociedad de Ayuda a los Niños (Children's Aid Society) de Nueva York daba albergue e instrucción a niños y niñas huérfanos y abandonados, a aquellos que escapaban de su hogar y a jóvenes prostitutas, algunas embarazadas. Su fundador, el reverendo Charles Loring Brace, decidió buscarles hogares cristianos por todo el país. Los niños eran trasladados al medio oeste en ferrocarril, en grupos de 150 aproximadamente y acompañados de dos adultos. La Sociedad colocaba anuncios en los periódicos locales para que cuando los chicos bajaran en cada estación, los habitantes acudieran a verlos. A estos convoyes de huérfanos se les llamó también "trenes de la misericordia" y se estima que entre el primero, en 1854, y el último, en 1929, se enviaron desde Nueva York entre 150 000 y 200 000 niños a familias adoptivas de distintas regiones del territorio estadounidense. Aunque muchos partieron con la autorización de sus padres, hacia 1929 algunas madres que intentaron infructuosamente establecer contacto con sus hijos denunciaron que se trataba de una mentira.[6]

La adopción en distintos países

México

Al consumarse la Independencia, México se convirtió en la primera nación del continente americano en incluir en un código civil la adopción como figura jurídica, de modo que en los hechos se adelantó a las reglamentaciones de los propios colonizadores.

El Código de Oaxaca de 1828 incluyó la adopción como una figura jurídica que permitía dar continuidad a una familia sin hijos, asegurar la transmisión de la fortuna y, en su caso, legitimar a los hijos nacidos fuera del matrimonio. En él se autorizaba a mayores de 50 años, sin descendientes legítimos, a adoptar, siempre y cuando la diferencia de edad con su adoptado fuese de al menos 15 años. Los unidos en matrimonio podrían adoptar de manera individual, en cuyo caso el varón podía hacerlo sin permiso de la mujer, mientras ella sólo podía hacerlo si él lo consentía. El adoptante debía permanecer dentro de su familia natural y conservaba respecto de ella todos sus derechos. La vigencia de este código fue corta.

Por largos años, las posteriores legislaciones mexicanas obviaron la adopción por considerarla una institución inútil, ajena a las costumbres del pueblo mexicano. En cierto modo lo era, porque hasta bien entrado el siglo xx se acostumbraba regalar a un niño a alguna persona sin descendencia que quisiera y pudiera criarlo, o también tomar como propio a un hijo ajeno. Sin embargo, el estigma de la legitimidad y el abandono acompañó a los hijos adoptivos durante casi todo el siglo, lo que llevó a muchas personas a mantener la adopción en secreto.[7]

Estados Unidos
El historiador Michael Grossberg señala que la adopción "se disparó de manera fenomenal" en Estados Unidos. Aunque se veía como un proceso positivo en el que se provee a niños de familias adecuadas, la idea de usar la ley para crear "familias artificiales" planteó alegatos legales que cuestionaban si las relaciones que se establecen con la adopción pueden sustituir las "relaciones naturales".[8]

China
A finales de la década de 1990, la adopción de niños de China aumentó considerablemente por la cantidad de niñas que se "entregaron" en adopción por la política de "un solo hijo", que históricamente favorece a los varones. En 1998 la revista *Vanity Fair* llamó a las niñas chinas adoptadas "el accesorio de moda".[9]

Etiopía

El incremento de adopciones en Etiopía al inicio del siglo xx —especialmente por ciudadanos estadounidenses, de 320% entre 2002 y 2005— es el ejemplo más reciente de cómo las fuerzas sociales, económicas y políticas moldean e influyen en el movimiento internacional de adopción. Ahora, éste es el quinto país más solicitado para adoptar, en comparación con el lugar 16 que ocupaba en 2000.[10]

> Dudo que la adopción internacional haya transformado a los niños marginados en sus países de nacimiento en un recurso nacional valioso, una transformación impregnada del "mejor interés" para el niño.[11]

> La política para buscar familias adoptivas, ya sea doméstica o internacionalmente, como una solución a la pobreza, nos distrae de los miles de familias y comunidades que viven en el abandono. Debemos dar preferencia a las políticas que aportan recursos a los pobres antes de desarrollar políticas que buscan sustituir familias por niños marginados. (Guillermo Dávalos, abogado de Bolivia y activista.)[12]

El fenómeno de la adopción —y en este caso de la realizada en el ámbito internacional— ha cambiado a lo largo de los años. De ser un secreto, se ha convertido en un proceso abierto, aceptado socialmente, con nuevos retos y cuestionamientos para el niño adoptado, para sus padres y para la sociedad.

Factores a tomar en cuenta sobre la adopción

La adopción disminuyó el dolor de no poder tener hijos, pero un hecho es irrevocable: nunca sabré lo que es estar embarazada. Nunca se reproducirá nuestro lado genético... La adopción no cura la infertilidad.[13]

- La adopción resuelve el problema de no tener hijos, pero NO el de la infertilidad. Las parejas que adoptan pueden seguir sintiéndose infértiles. El dolor interno y la herida que causa no haber tenido hijos biológicos están presentes y algunos se asustan al ver que, aunque ya tienen a su hijo adoptado, siguen con recuerdos, imágenes y sentimientos relacionados con la infertilidad.
- En el ritmo y la dinámica del mundo interno no hay "etapas" separadas como, por ejemplo, "mañana adoptas y olvidarás todo lo que viviste en los años de tratamientos". Reconocer que es aceptable seguir trabajando las pérdidas vividas y su nueva condición de padres adoptivos puede ser de gran ayuda porque no es un sentimiento o el otro, son experiencias que se integran a la historia de la persona o de la pareja y que conllevan otro nivel de madurez, ilusión, profundidad y percepción de las perspectivas.
- La adopción no provee la experiencia del embarazo, de sentir los movimientos del bebé, de dar pecho y, en algunos casos, de poder verlo recién nacido.
- Si la adopción se percibe como "mejor que nada", de alguna manera esto se transmitirá al hijo con posibles consecuencias negativas. El vacío y el dolor de no poder concebir pueden elaborarse de otra manera.

• La adopción no es para todos, por lo que no conviene considerarla como el siguiente paso que, de manera automática, debe darse después de los tratamientos. En definitiva, es una de las decisiones más importantes en la vida, a nivel individual y como pareja. No todos quieren ni deben adoptar.

El proceso de adopción en México

Considero de gran interés explorar contigo cómo se maneja la adopción en México, donde el Sistema Nacional para el Desarrollo Integral de la Familia (DIF), la institución de asistencia social más importante del país, comparte la responsabilidad de promover la adopción legal con muchas otras instituciones públicas y privadas.

En la década de 1980 se sentaron las bases de una verdadera cultura de adopción, con el alto grado de profesionalización y presencia internacional del DIF mediante la ratificación por México de la Convención de La Haya sobre la Protección del Niño y la Cooperación en Materia de Adopción Internacional. Se pugnó, y se sigue pugnando, por resolver algunas lagunas que prevalecen en las leyes vigentes y agilizar el proceso de adopción de modo que los menores permanezcan lo menos posible en las instituciones.

Con ésta y muchas otras acciones se declaró la guerra a la adopción ilegal y a una subcultura que durante años trató esta práctica ilícita como un secreto o como un acto de caridad, considerando a los hijos adoptivos como "de segunda" o "recogidos", o bien como medios para salvar un matrimonio o acompañantes de sus padres en la vejez. Se ha trabajado en sensibilizar a varias personas, por lo general bien intencionadas, que con unas llamadas telefónicas resuelven la "colocación" de niños (sobre todo de mujeres solteras de escasos recursos que prefieren renunciar a sus hijos) en los brazos de parejas infértiles. A estas "buenas almas" se les persuade acerca de los inconvenientes y riesgos implícitos en este tipo de prácticas y se les sugiere recurrir a un abogado o a una institución.[14]

Hasta tiempos recientes en México existía únicamente la adopción simple, en la que se mantiene la filiación con los padres biológicos al expedir un acta que incluye los datos de éstos y de los adoptantes. Algunos consideran que dicha adopción es injusta, pues no permite que el adoptado se integre del todo a su familia adoptiva, lo marca y, al no considerarlo un hijo consanguíneo, lo deja totalmente desprotegido, por ejemplo, en caso de divorcio de los padres adoptivos, sobre todo si hay hermanos biológicos.

Ahora está vigente la adopción plena, que es irrevocable y en la que el adoptado rompe todo vínculo legal con su familia de origen y se incorpora a la nueva como si fuera consanguíneo. El nuevo miembro tiene derechos y obligaciones iguales a los de los hijos biológicos (pensiones alimenticias, oportunidades de educación, herencia, entre otros) y se prevén los posibles problemas legales en caso de divorcio y sucesión. En la adopción plena los padres biológicos pierden definitivamente la patria potestad del menor, y cuando el juez de lo familiar la otorga, se tramita el acta de nacimiento del menor con los apellidos del o los adoptantes.

La adopción plena es un logro tan importante que para ser miembro de la Convención de La Haya se marcó a México el requisito *sine qua non* de adoptarla y, además, hacerla extensiva para todos los estados del país.[15]

Además de la adopción plena y la simple, existe la adopción internacional. Para ello el DIF solicita a la Interpol en el país que corresponda, que se investiguen los antecedentes de los interesados en adoptar en México. Los niños que se pueden entregar en este tipo de adopción deben tener de tres años en adelante, excepto si una pareja extranjera quiere adoptar a dos o más hermanos y alguno de ellos es menor de esa edad. Ésta es una manera de no romper el vínculo entre hermanos. A estos casos se les da seguimiento por más tiempo que a los padres adoptivos nacionales.

El proceso de adopción consta de varias etapas:

- La solicitud de diversos documentos y trámites.
- El "estudio de casa", realizado por una trabajadora o un trabajador social certificado por el DIF, con el fin de comprobar si pueden ofrecerle al hijo un lugar seguro y adecuado.
- El planteamiento de preguntas sobre su infancia, su historia personal, su infertilidad, su matrimonio y sus motivaciones para adoptar. En esta parte del proceso, algunas parejas se sienten ofendidas y "evaluadas" para ver si "merecen" ser padres. Se dan cuenta de que la lucha no terminó al dejar los tratamientos de infertilidad, sino que sigue en pie.
- La asistencia de los futuros padres adoptivos a talleres o cursos de orientación y preparación en los que se les brinda información y un espacio para plantear sus dudas y miedos. Además, es de gran apoyo conocer a otras parejas que pasan por el mismo proceso.
- La adopción en sí al ser firmada la resolución final por el juez de lo familiar.

• Visitas posteriores de la trabajadora o el trabajador social a la casa, como una forma de dar seguimiento y verificar que el hijo esté bien cuidado por los padres adoptivos. De nuevo, si bien la pareja infértil puede entender que esto es parte del proceso, ser "evaluados" no deja de resultarles doloroso y recordarles que ser padres ha sido más difícil para ellos que para la mayoría de las parejas.

Agencias de adopción

En México, las leyes y las responsabilidades pueden cambiar de un estado a otro y es importante que las agencias de adopción trabajen con abogados especializados en este campo. El DIF les solicita que continuamente tomen cursos y se mantengan informadas y actualizadas. En uno de estos talleres se recomienda que cuando el bebé nazca, se coloque un pequeño muñeco de peluche a un lado de la madre que acaba de parir, para que capte el olor de la madre biológica. Cuando el bebé es entregado a los padres adoptivos, se les entrega este muñeco y, según se ha observado, el bebé, al conservar este objeto con el olor de su madre biológica, puede tener una experiencia menos traumática con la separación.

Mercado negro en la adopción

La desesperación, los trámites, los requisitos y el tiempo de espera han provocado que algunas parejas, y hombres y mujeres de manera individual, caigan en las garras del mercado negro de niños adoptados. En ocasiones, esta alternativa parece legal, pero algunas de sus características son: su alto costo, el pago "por adelantado" y el anonimato del intermediario que establece contacto con la persona o la pareja interesada.

Algunos que deciden arriesgarse pagan cantidades enormes de dinero y no reciben al menor. Otros reciben al bebé, pero poco después empiezan a ser objeto de chantajes y extorsiones. Por lo general, estos niños se obtuvieron de forma ilegal, por ejemplo, mediante el secuestro, con el riesgo que esto implica para el adoptante.

Aspectos emocionales de la adopción

Una distinción entre los padres biológicos y los adoptivos es que los primeros no necesitan intermediarios para serlo, en tanto que los segundos dependen de una agencia de adopciones o de abogados que intercedan por ellos. Los padres biológicos tienen la certeza de que su hijo es de ellos, en tanto que los adoptivos viven con la incertidumbre de si lo recibirán. Algunos, incluso después de la adopción, albergan temores que no desaparecen de inmediato; por ejemplo, respecto de si el arreglo será permanente.

Para la mayoría de las parejas el proceso comienza mucho antes de la primera cita con la agencia o el abogado; es probable que la idea haya estado presente durante los años de infertilidad. El trayecto es lento y difícil en el terreno emocional. La mujer suele ser quien inicia la investigación, y es raro observar que ambos estén preparados al mismo tiempo.

Al principio, algunos rechazan la adopción por muchas razones: se dan cuenta de que todos los años de esfuerzos y tratamientos no rindieron resultados positivos; enfrentan las pérdidas relacionadas con las pequeñas alegrías de tener un hijo biológico, que no se desvanecen enseguida.

Otros avanzan con rapidez a la adopción, recién tomada la decisión de terminar con los tratamientos. Esto puede ser una defensa contra el dolor y un intento de no enfrentar la angustia, el miedo y las fantasías que les causa pensar en la adopción. Algunos más empiezan los trámites mientras siguen los tratamientos de infertilidad. Esta velocidad para pasar de una alternativa a la otra puede deberse a que buscan evitar reflexionar sobre lo que han vivido y sobre lo que sigue.

La adopción puede considerarse como la "última opción" en el camino de la infertilidad, y se le puede proyectar toda esa sensación de fracaso y pérdida. En otros casos es lo contrario: se proyecta la idealización del "bebé perfecto" con el que se ha fantaseado y ahora se desplaza a la "adopción perfecta". Una fantasía es que su hijo adoptivo se parecerá al hijo biológico con el que han soñado, al que le han proyectado aspectos de ellos mismos. Por una parte, esto es un esfuerzo por negar las diferencias con el hijo adoptado y otra manera de enfrentar la frustración, pero también puede ser un intento de hacer contacto con la idea de la adopción, de empezar a prepararse mentalmente para lo que ha sido una idea extraña y lejana.[16]

Sí, la adopción es una manera de lidiar con el dolor y de intentar moverse hacia esta alternativa. Pero durante años de tratamientos las percepciones cambian y con el tiempo la adopción adquiere otro significado: puede ser una esperanza, otra opción para ser padres. Ahora es posible pensar en esa palabra, antes rechazada y lejana, y conversar más cómodamente sobre el tema. De la negación y el rechazo se pasa a la curiosidad y al interés.

Algunos cuestionamientos frecuentes son:

- "¿Podré querer a este hijo tanto como si hubiera sido biológico?" Atreverse a plantearse esta duda es importante y tienes derecho a hacerlo, pero muchos se asustan y tratan de bloquearla.

- "¿Y si tiene una discapacidad que no se note de recién nacido?" Este temor es comprensible. Los padres en esta situación de pronto deben realizar estudios médicos y psicológicos para conocer mejor el problema de su hijo. Obviamente, no están preparados en lo físico, ni en lo psicológico, ni en lo económico. Tras años de desear un hijo y de luchar por ello, ahora que ya lo tienen afrontan esta nueva condición. Aunque siempre se corre ese riesgo, para evitarlo en lo posible es conveniente que la pareja trate con una agencia de adopción reconocida y seria.

- "¿A quién decirle?" Comunicar que se ha decidido adoptar puede ser complicado. Toma el tiempo suficiente para superar la pérdida de no haber tenido al hijo biológico que tanto buscaste, háblalo con tu pareja y después decidan con quién compartirán esta determinación. Algunas parejas empiezan por lo opuesto...

- "¿Estaremos haciendo lo correcto? ¿Estaremos preparados para esto?" De hecho, al enfrentar la propia ambivalencia, ya se están preparando para adoptar.

- "Podremos vencer nuestros prejuicios si al crecer este hijo adoptivo no se parece a nosotros ni a sus hermanos?" Para ello se recomiendan los talleres del DIF, en los que las parejas reciben información, participan, exponen sus miedos y dudas. También, de ser posible, acudir a un espacio más privado como una psicoterapia, donde puedan abrir con mayor confianza sus fantasías y aspectos más íntimos.

Tres aspectos que conviene tener presentes[17]

1. *Información*: tus amigos y tus familiares pueden llegar a ser poco sensibles si no comprenden y no han vivido de cerca el proceso de adopción. Recomendarles algunas lecturas o explicarles lo que vas aprendiendo es una buena opción.

2. *Sensibilidad*: entiende que no todos están abiertos a la adopción; es más, ésta les causa dolor y tristeza. Los abuelos, por ejemplo, a veces se decepcionan porque así se confirma que no serán abuelos, como lo habían imaginado. La línea genética se va a "romper". Como tú, necesitarán tiempo para afrontar esta nueva decisión.

3. *Paciencia*: incluso si tus familiares y tus amigos comprenden lo que es la adopción, es probable que en algún momento hagan preguntas, comentarios o recomendaciones que te desesperen. Ten paciencia porque todos están aprendiendo y empezando un proceso nuevo.

Cuando le dimos la noticia a nuestra familia y amigos, mi esposa y yo sentimos de inmediato que nuestra relación con ellos empezaba a cambiar. Lo que alguna vez fue nuestro secreto ahora era algo público y todos querían compartirlo y comentarlo con nosotros. La gente pasaba a vernos sin avisar antes, nos mandaban regalos y nos llamaban continuamente para saber cómo iban las cosas.[18]

Diversidad

Ahora las opciones de adopción son más amplias y flexibles. La adopción de niños que requieren cuidados especiales es un ejemplo de la diversidad de la conducta humana, de los caminos y las motivaciones que pueden llevar a la paternidad y a la maternidad. Asimismo, parejas del mismo sexo pueden adoptar un hijo, algo que ha requerido recorrer un largo camino en el que la familia adoptiva se contemplaba como la tradicional: una pareja heterosexual y casada.

La angustia de la espera

La espera durante los trámites de adopción es diferente de la de un embarazo: no se siente físicamente al niño, no hay movimientos ni cambios físicos. Una vez más, la pareja se percibe fuera de control. Las reacciones son diversas: algunos deciden decorar el cuarto del niño para hacer la situación más real; otros prefieren esperar hasta el último minuto, o bien realizan sus planes en secreto. Cuando la decepción se ha vuelto parte de la vida cotidiana de alguien, es difícil cambiar de súbito al optimismo y la confianza.

En este periodo de espera no hay rituales culturales o familiares, ceremonias o alguna práctica que ayuden a la pareja a celebrar su futura paternidad o maternidad. Con la adopción hay que aguardar, presa de gran ansiedad, cada llamada o contacto por parte de la agencia o del abogado. Las parejas, víctimas del desgaste emocional, físico y económico, ahora deben tolerar estos momentos… y esperar.

¿Qué sucede con el hijo adoptado?

Ser adoptado puede provocar sentimientos encontrados como abandono, culpa, coraje y gratitud. ¿Qué impacto tendrá en esta persona el hecho de que sus padres lo hayan entregado en adopción? ¿Cómo lo asimilará? ¿El fantasma de los padres biológicos estará presente a lo largo de su vida? Uno de los puntos centrales es cómo se vivirá; es difícil trazar un camino para todos, porque cada persona es distinta y única, como también lo es la dinámica familiar que se construye día con día. Por ejemplo, los adoptantes temen que en un futuro su hijo adoptivo los abandone y busque a sus padres biológicos.

Depresión después de la adopción

Algunos padres pueden sentirse deprimidos cuando por fin les entregan a su hijo. Es mucho lo que hay en juego: felicidad, angustia, tristeza, miedo, cansancio por tanto tiempo de lucha, pesar por sus pérdidas... Todo se suma. El pasado y el presente se entretejen de manera especial en este momento tan anhelado.

El periodo de ajuste, sin duración definida, es un reto para cada miembro de la familia y los amigos cercanos. Además, después de tanto tiempo de espera, muchos padres no se atreven a decir que no sienten un fuerte vínculo amoroso con este ser que ahora es parte de su familia. En Estados Unidos, psiquiatras exponen que de 25 a 40% de los padres que tardaron mucho en tener un hijo, reaccionan con "indiferencia" cuando éste llega, ya sea por adopción o como resultado de un tratamiento. Eso no significa que serán malos padres. Pese a todas las maravillas que se dicen de los bebés, tal vez tú tengas una reacción diferente. Así como muchos padres experimentan de inmediato un amor intenso por su hijo, otros pueden necesitar más tiempo.[19]

Padres biológicos que dan a su hijo en adopción

Al hablar de adopción, el tema suele centrarse en los padres adoptivos y en el hijo adoptado. En realidad, otros personajes están presentes, no sólo durante el proceso, sino también a lo largo de la vida, ocupando un lugar neurálgico y despertando fuertes dudas: ¿quiénes son los padres biológicos del niño? ¿Cómo son? ¿Qué lugar tendrá la madre biológica en el mundo interno del niño? ¿Qué fantasías y envidia despierta la madre biológica en la adoptiva?

Por décadas la adopción se realizó envuelta en el anonimato y la confidencialidad. Así se protegía a las madres biológicas, al hijo adoptado y a los padres adoptivos de los prejuicios contra las madres solteras, la infertilidad o el hijo ilegítimo. A partir de la década de 1970 hubo mayor tolerancia hacia las madres solteras y más relajación en otros prejuicios. En su edad adulta, el hijo adoptivo adulto se mostraba profundamente herido y enojado si se le negaba información sobre sus orígenes y su identidad; por primera vez, al enterarse de que no era hijo genético, pudo expresar el dolor que provoca vivir en la "mentira".[20]

Por otra parte, los padres biológicos comenzaron a emerger de "las sombras de la vergüenza"; exclamaban que, contrario a lo que se creía, nunca olvidaron al hijo que dieron en adopción, continuamente pensaban en éste, se preocupaban por su bienestar y querían indagar si seguía con vida y si sabía de ellos. Manifestaban que el secreto hizo que el duelo de su pérdida fuera más difícil.[21]

¿Qué fuerza tienen los padres biológicos en la mente del hijo adoptivo? Cada caso es único, pero puede pensarse que en algún momento vivirá crisis y se cuestionará cómo hubiera sido su vida con ellos y bajo qué circunstancias lo dieron en adopción. Esto es inevitable; lo conveniente es que al niño adoptado se le diga la verdad desde pequeño y tenga con sus padres adoptivos el espacio, la confianza de hablar y preguntar sobre ello las veces que sea necesario. En ocasiones los padres se resisten a abrir el tema, pero es mejor no guardar un secreto que generalmente se revela. Si se habla del asunto desde que es pequeño, el niño puede asimilarlo de otra forma.

El dolor que viven los padres, sobre todo la madre biológica que da a su hijo en adopción, se ha ignorado por largo tiempo. La idea de que estas mujeres se olvidan de sus hijos y se deshacen de ellos se generalizó a todos los casos. Los verdaderos sentimientos se reflejan en la siguiente carta:

A los padres de Antonio Andrés:

Antes que nada, les mando un saludo respetuoso y por favor discúlpenme si los incomodo al escribirles estas tristes palabras. Mi nombre es María Antonia, la madre de Andrés, de quien ustedes son los padres legítimos [...]

Estoy segura de que entienden que esto es muy doloroso para mí y sé que ustedes han sufrido porque no han podido concebir un hijo, y aunque sabemos sobre el dolor en formas diferentes, compartimos la pena y la angustia [...]

Por esta razón, con el corazón en mis manos, rezo por que cuiden a mi hijo [...] ámenlo lo más que puedan.

María Antonia Guzmán[22]

237

Son muchas las historias que integran el fenómeno de la adopción. Cada historia conlleva ganancias, satisfacciones, retos y dificultades. A la madre biológica que entrega a su hijo se le ha juzgado, olvidado y encasillado en la imagen de la mujer a quien "no le importa" o "se olvida de su hijo". Ésta es una forma de negar el trauma que para algunas implica la separación. También es ver la adopción desde un enfoque parcial, omitiendo una parte central que, aunque no está físicamente presente, puede prevalecer en la mente del hijo y de los padres adoptivos. Reconocerlo es comprender la complejidad del aspecto psicológico de la infertilidad y la adopción.

Maternidad subrogada, sustituta o portadora

En 1977, el abogado estadounidense Noel Keane causó conmoción y curiosidad al anunciar en una universidad que buscaba a una mujer que quisiera "cargar el bebé" de una pareja infértil y hacer un contrato para realizar un procedimiento de maternidad subrogada. Además de aportar la idea del contrato, también introdujo la de pagar por este "servicio". Keane fue el primero en pensar en mujeres que alberguen los hijos de otras mujeres que por razones médicas no puedan llevar el embarazo. Así surgió una nueva alternativa para miles de personas.

De la gama de nuevas técnicas y procedimientos en reproducción asistida, la maternidad subrogada, sustituta o portadora, ha sido y sigue siendo una de las más controvertidas. Cada día se escucha más al respecto y aquí quiero explicar esta alternativa, iniciando por explicar qué es *subrogar*. El término se define como sustituir o poner a alguien o algo en el lugar de otra persona o cosa.[23]

Harry Harlow, psicólogo estadounidense (1905-1981), realizó estudios y experimentos sobre la separación, dependencia, aislamiento, cuidado y protección de la madre al hijo. En uno de sus experimentos utilizó monos *rhesus* y muñecas para estudiar la importancia del cuidado y la compañía de la madre en el desarrollo cognitivo y social. A estas muñecas las llamó *subrogadas*.[24]

En el campo de la infertilidad y la medicina reproductiva, "madre subrogada" o "sustituta" o "portadora" se refiere a la mujer que decide llevar el embarazo de otra. En la actualidad, a menudo el término de *madre portadora* se usa más que *madre sustituta* o *subrogada*, para especificar que el objetivo de este procedimiento es que porte o cargue el bebé de otra pareja. En efecto, puede ser más acertado porque la madre que está "esperando" es la que por un problema de infertilidad u otra razón no puede llevar el embarazo, y la que acepta este contrato porta al bebé de otra persona u otra pareja. La función materna va más allá de cargar al bebé.

Históricamente, la maternidad ha comprendido el cuerpo de una mujer. Hay una unidad básica […] entre la cultura y la naturaleza, entre los cuerpos, los deseos y las fantasías, que alimentan los mitos idealizados de la maternidad. Las nuevas técnicas de reproducción cuestionan esta unidad. Esto resalta […] los múltiples cuerpos que están involucrados en la gestación con tecnología para lograr tener un hijo.[25]

Madres portadoras para parejas del mismo género

Un número creciente de parejas homosexuales que desean ser padres está optando por esta alternativa. Así como para muchas parejas infértiles utilizar a una madre portadora es una de sus últimas alternativas, para las gay es su primera opción. De hecho, algunas mujeres portadoras prefieren trabajar con parejas gay:

> Muchas de las mujeres [madres portadoras] no quieren trabajar más con parejas heterosexuales; sólo lo hacen con parejas gay porque no quieren a la otra mujer celosa encima de ellas.[26]

La cita anterior es un ejemplo de la carga emocional que se juega entre la mujer infértil y la portadora que implica; por ejemplo, envidia, rivalidad y control.

Un hombre expresó lo siguiente:

> Toda mi vida he querido ser papá, siempre he sabido que soy gay y ahora veo a una mujer que nos quiere ayudar.[27]

Las parejas gay y lesbianas han dado otra dimensión a la maternidad subrogada, antes planteada para parejas infértiles. También es adoptada por personas solteras que desean tener un hijo.

La maternidad subrogada data de la época bíblica, cuando Sara, que era infértil, le dijo a su esposo Abraham: "Dios no me ha permitido tener hijos; entra en Agar, mi sirvienta, y ten hijos a través de ella". Agar, la primera madre portadora, se embarazó y dio a luz a un varón, Ismael. Sin embargo, ninguno de ellos estaba preparado para las reacciones emocionales que surgirían ante esta decisión. Sara mostró un gran odio hacia Agar, hacia su embarazo y hacia Abraham; de hecho, aunque más adelante ella misma logró embarazarse y tener un hijo varón con Abraham —Isaac—, su agresión y rechazo hacia Agar continuaron. Si bien muchas experiencias con madres portadoras tienen buenos resultados, el ejemplo de Sara, Agar y Abraham expone los sentimientos que pueden surgir con estas mujeres, como celos, envidia y resentimiento.[28]

La maternidad subrogada o sustituta es una alternativa respetable para formar una familia y ayudar a personas infértiles o en otras situaciones; sin embargo, al igual que la adopción, no "cura" el dolor ni las pérdidas que se viven con la infertilidad.

Quienes apoyan la maternidad subrogada la califican como una alternativa de libertad de expresión y libertad reproductiva. Quienes se oponen alegan que es absurdo esperar que una mujer sepa cómo reaccionará al tener que entregar al niño que ha llevado consigo durante nueve meses. En Francia, en 1994, se prohibió esta práctica al considerar que la naturaleza de este contrato parece inaceptable en lo que concierne a un ser humano.[29]

El caso de *Baby M*

El matrimonio Stern no podía tener hijos porque la esposa padecía esclerosis múltiple y el embarazo podía complicar su condición. Por tanto, se contrató a la señora Mary Whitehead como madre subrogada. Desde el principio, al psicólogo que entrevistó y evaluó a la candidata le preocupó el hecho de que la señora Whitehead deseaba más hijos. Sin embargo, nunca lo informó a los Stern.

El embarazo marchaba bien, pero para el tercer trimestre la madre portadora mostraba dificultades emocionales respecto del proceso. Al parir a una niña, le dio un nombre distinto del acordado por los Stern y poco después inició una batalla legal por su custodia.

La primera ronda la ganaron los Stern, al obtener dicha custodia. La segunda terminó en 1988, cuando el juez declaró que la señora Whitehead era la madre legal y tenía derecho a hacer visitas y ver a la niña, pero no podía recibir dinero por su función de madre portadora. Sin embargo, le otorgó la custodia a los Stern.[30]

El de *Baby M* es un caso de "maternidad subrogada tradicional", un arreglo que, aunque en su momento fue revolucionario, ahora se considera obsoleto. Cada vez son menos los casos en los que la mujer portadora también da su óvulo y está relacionada genéticamente con el bebé, justo por el riesgo que eso implica.

En la actualidad se busca sobre todo que la portadora no tenga conexión directa con el hijo; puede recibir un embrión de la pareja infértil o un embrión donado de otra pareja o un embrión con un óvulo o esperma donado, y la otra parte ser de uno de los futuros padres. Dado que el objetivo es que "sólo cargue" al bebé de otra pareja o de otra persona, el término de *madre portadora* es el de mayor uso ahora, como ya mencioné.

El caso de *Baby M* y otros escándalos relacionados con madres portadoras han ensombrecido el procedimiento, pero en realidad la mayoría de estos acuerdos termina sin demandas y cada parte cumple con sus responsabilidades. Por supuesto, es necesario trabajar el aspecto emocional, como los miedos, las culpas, las fantasías, lo que se proyecta en la otra persona, las posibles respuestas emocionales y las complicaciones que pueda desencadenar.

Si el médico tiene dudas o si por sus principios morales no considera aceptable el método, es mejor que no hable de la posibilidad de usarlo con sus pacientes; la congruencia entre lo que se cree y lo que se recomienda es fundamental.

En México se observan casos de mujeres portadoras ocurridos en entornos familiares: una abuela-madre, hermanas, primas y aun amigas que sin remuneración alguna deciden ayudar a la pareja infértil. Esta situación hace más difícil saber cuántos niños nacen por este medio.

Cuando el acuerdo se realiza entre familiares, también se genera un torbellino emocional complicado. Algunos hombres expresan que les incomoda que su cuñada, por ejemplo, cargue a su hijo. En otros casos, si la abuela fue portadora del bebé que ya nació, puede tomar una fuerza y autoridad sobre éste "como si fuera" la madre. En otros casos, emociones de este tipo se nombran, se hablan y se enfrentan, lo que ayuda a cada involucrado a afrontar con éxito la experiencia.

Además del aspecto psicológico y el médico, es fundamental el aspecto legal. Cuanto más claro y preciso sea el contrato entre las partes, menos riesgos se correrán de que haya problemas. En este instrumento deberán especificarse detalles como los siguientes:

» ¿Cómo se acordará que la madre portadora se alimente sanamente durante el embarazo?
» ¿Qué sucede si la pareja quiere que se lleve a cabo la amniocentesis y la madre portadora no acepta?
» ¿Cuántos embriones se acordará que se transfieran? Si el procedimiento es tan costoso que quieren maximizar sus probabilidades de éxito.
» ¿Están preparados para un embarazo múltiple?

» ¿Qué medidas se tomarán si la portadora fuma y consume alcohol durante el embarazo?
» ¿Entre qué rango de edad debe ubicarse la mujer portadora?
» ¿Puede la portadora tener relaciones sexuales durante el embarazo?
» ¿Qué sucede si la pareja se separa o se divorcia durante el embarazo?

Es muy conveniente contemplar todo esto en el contrato, pero aun así algunos aspectos se salen de control, como la relación entre las personas. En ciertos casos la pareja idealiza a la madre portadora; en otros la devalúa y la trata como un objeto a su servicio. La confianza, la desconfianza, el control, la envidia hacia esa mujer que sí puede llevar un embarazo y es fértil, y el desgaste emocional, físico y económico son unos cuantos de los sentimientos que entran en juego.

El cuerpo no es sólo lo que se percibe, tiene que ver con el Yo y con el mundo interno. Por tanto, conviene tomar en cuenta que el hijo que está en el vientre de la mujer portadora se desarrollará con un olor, unos latidos y sonidos distintos de los de la madre biológica.

Algunas madres portadoras llegan a sentir afecto por el ser que cargan e incluso por la pareja infértil, pero otras viven el proceso como un negocio. Ese cuerpo que se "renta" puede albergar al futuro hijo con calidez y afecto, o bien puede ser un cuerpo frío y con distancia emocional que únicamente cumple con un contrato.

¿Quién desea ser madre portadora?

La evaluación psicológica de la futura madre portadora es una de las claves para el buen funcionamiento de este procedimiento. Dos de las razones que se escuchan son el placer de estar embarazadas y el deseo de ayudar a otras parejas que no han podido tener hijos.[31] Sin embargo, se ha considerado que dichas razones son muy simples y se plantea la necesidad de conocer mejor y recabar más información sobre las motivaciones que pueden llevar a una mujer a comprometerse con un proceso tan complicado como éste. El aspecto económico está presente, aunque a veces no se mencione.

Si lo que desea es reparar una pérdida, deberá estar consciente de que enfrentará otra al entregar al bebé a la pareja que la contrató. Con un contrato detallado, donde se expongan con claridad las responsabilidades y los derechos de cada uno, pueden prevenirse conflictos posteriores. Además, el hombre debe ser incluido en este proceso para evitar que el acuerdo sea sólo entre mujeres.

Es fácil comprender por qué una pareja necesita a una mujer portadora, pero no cuáles son las motivaciones internas de ésta. Algunos piensan que la razón central es el dinero y que la maternidad subrogada no es una alternativa sino un negocio en el que unos, por tener mejores oportunidades que otros, pueden pagar por este servicio. Sin embargo, algunas mujeres no estarían dispuestas a participar como portadoras del bebé de alguien más, ni siquiera por las sumas tan altas que se pagan por ello.

Como sucede en las otras alternativas de la medicina reproductiva, el proceso interno no "termina" cuando se cumple el objetivo y nace el bebé. El impacto de la maternidad subrogada puede ser a largo plazo. ¿Qué representa la madre portadora para la pareja infértil? ¿Qué representa cada miembro de la pareja para ella? ¿Continuará la relación entre ellos después de concebir al hijo que portó durante meses? ¿Se vive este proceso como una pérdida de alguna manera?

Por último, toquemos el tema de los familiares de los participantes en la maternidad subrogada. A veces reprueban esta opción. Algunos no vuelven a saber de la madre portadora, otros tienen contactos ocasionales con ella. En muchos casos, a medida que el hijo crece y se vive la alegría de ser padres, la forma en que fue concebido queda como un recuerdo y una experiencia significativa, que ahora puede vivirse con menos intensidad.

Reflexiones sobre el capítulo 7

Por favor, lee las siguientes preguntas, reflexiona sobre ellas, relee cualquier sección del capítulo que consideres necesaria y, en los espacios, contesta lo que corresponda en tu caso. Enseguida te presento mis recomendaciones al respecto.

¿Desde cuándo han estado presentes la adopción y la maternidad subrogada?

Te recomiendo:

- La historia nos enseña que siempre ha habido estas alternativas para la infertilidad. Aprende de ellas lo que resulte más adecuado para ti.

¿Consideras que la adopción es la mejor solución? ¿Hablarías de ello con tu familia?

Te recomiendo:

- Toma en cuenta que hablar puede ser mejor, es abrir una oportunidad a tu familia para que expresen lo que sienten.

¿Cuál es la situación actual en México en cuanto a leyes, responsabilidades y derechos en materia de adopción? ¿Crees que ahora son mejores?

_____

_____

_____

_____

Te recomiendo:

- Aunque no seas especialista en ello, estudia las leyes para tener todos los datos en mente cuando tomes esta decisión, pues tiene muchas implicaciones.

¿Qué piensas de la alternativa de la madre portadora? ¿Cómo imaginas que podría ser esta madre en tu caso?

_____

_____

_____

> **Te recomiendo:**
> • Por lo delicado de esta opción, te recomiendo que la analices al derecho y al revés antes de decidir si es para ti. Si asumes que sí lo es, adelante con ello y afronta todo con fuerza y determinación.

¿Crees que estas opciones son "sencillas" o difíciles en el aspecto emocional? ¿Qué ocurre contigo? ¿Consideras que las parejas del mismo género tienen los mismos derechos que otras en este sentido?

_____

_____

_____

_____

_____

> **Te recomiendo:**
> • Seguramente algunos aspectos te resultarán más difíciles que otros y requerirán energía y ánimo de tu parte. Prepárate para ello.

¿Conllevan pérdidas las otras alternativas para formar una familia? ¿Hay historias positivas con ellas?

_____

_____

_____

_____

_____

Te recomiendo:

▪ Ante las distintas alternativas para formar una familia, puedes hacer una lista de las ventajas y desventajas que observas en cada una de éstas. Cuál es la adecuada para ti y por qué.

¿En estos casos se considera el proceso emocional de todas las partes, incluso de la madre biológica o de la portadora? ¿Qué piensas que sucede en estas circunstancias?

_____

_____

_____

_____

_____

Te recomiendo:

▪ Pensar y explorar tus sentimientos hacia la madre portadora. Negar su existencia resulta inútil, es mejor enfrentar qué despierta en ti y trabajar en esta reacción.

Notas para el capítulo 7

[1] Hope Sánchez Mejorada, María y Teresa Arana Martínez, *Adopción, los hijos del anhelo*, Norma, México, 2004, p. 41.

[2] Shulgold, Barbara y Lynne Sipiora, *Dear Barbara, Dear Lynee*, Addison Wesley, Massachusetts, 1992, p. 238.

[3] Smith, Jerome y Franklin I. Miroff, *The Adoption Experience*, Madison Books, Nueva York, 1987.

[4] Real Academia Española, *Diccionario de la Lengua Española*, Espasa, España, 2002, p. 48.

[5] Hope Sánchez Mejorada y Martínez Arana, *op. cit.*, p. 3.

[6] *Ibídem*, p. 11.

[7] *Ibídem*, p. 16.

[8] Yngvesson, Barbara, *Belonging in an Adopted World*, The University of Chicago Press, Chicago, 2010, p. 22.

[9] *Ibídem*, p. 31.

[10] *Ibídem*, p. 32.

[11] *Ibídem*, p. 39.

[12] *Ídem*.

[13] Menning, Barbara, Eck, *Infertility. A Guide for the Childless Couple*, Prentice Hall Press, Nueva York, 1988.

[14] Hope Sánchez Mejorada y Martínez Arana, *op. cit.*, pp. 65-67.

[15] *Ídem*.

[16] Rosen, Allison y Jay Rosen, *Frozen Dreams*, The Analytic Pres, Estados Unidos, 2005, p. 133.

[17] Brott, Armin A. y Jennifer Ash, *The Expectant Father*, Abbe Ville Press, Nueva York, 2010, pp. 96, 97.

[18] *Ibídem*, p. 97.

[19] *Ibídem*, p. 279.

[20] Siegel, Deborah H., "Open Adoption of Infants: Adoptive Parent's Perceptions of Advantages and Disadvantages", en *Social Work,* vol. 38, núm. 1, enero de 1993, pp. 15-23.

[21] *Ibídem,* p. 15.

[22] Yngvesson, Barbara, *op. cit.*, p. 2.

[23] Real Academia Española, *op.cit.,* p. 2101.

[24] Simonds, Wendy, Barbara Katz Rothman y Norman Bari Meltzer, *Laboring On*, Routledege, Nueva York, 2007, p. 77.

[25] Alizalde, Mariam Alcira, *Motherhood in the Twenty-First Century*, Karnac, Gran Bretaña, 2006, p. 136.

[26] Mundy, Liza, *Everything Conceivable,* First Anchor Books Edition, Estados Unidos, 2008, p. 130.

[27] *Ídem.*

[28] Cooper, Susan L. y Ellen S. Glazer, *Beyond Infertility,* Lexington Books, Nueva York, 1994, p. 261.

[29] Solís-Pontón, Leticia, *La parentalidad, desafío para el tercer milenio*, El Manual Moderno, México, 2004.

[30] Cooper y Glazer, *op. cit.*

[31] Zaslow, Amy y Carmen Logue, "Considering Surrogacy. A Guide to Getting Started", en *Family Building,* vol. iii, núm. 3, 2004.

Lecturas recomendadas para este capítulo

Branden, Nathaniel, *El poder de la autoestima*, Paidós, México, 2013. (sección "Adopción".)

Brott, Armin A. y Jennifer Ash, *The Expectant Father*, Abbeville Press Publishers, Nueva York, 2010. (sección "Adopción".)

Kraus, Arnoldo, *Dolor*, Penguin Random House, México, 2015. (sección "Maternidad subrogada".)

Kübler-Ross, Elisabeth, *La rueda de la vida*, Vergara, España, 2015. (sección "Adopción".)

CAPÍTULO 8

Almas en hielo: embriones congelados

El doctor Richard P. Marrs informó que un bebé varón que inició su vida a partir de ocho células congeladas [...] goza de "buena salud". El médico explicó la nueva tecnología a sus padres. Este nacimiento, ocurrido el miércoles, es el primero que se logra de un embrión congelado en Estados Unidos y el cuarto en el mundo.[1]

Por embrión nos referimos al óvulo recién fertilizado cuyo proceso de división celular ya inició.[2]

Alguna vez llamados *almas en hielo* por los medios de comunicación, los embriones que han sido congelados después pueden transferirse al útero de la madre biológica o de la mujer portadora o subrogada.

La técnica de congelación constituye uno de los avances más importantes de la tecnología reproductiva y consiste en congelar los embriones que "sobran" para su uso posterior. Fue desarrollada por Alan Trounson y su equipo en Australia, país en donde, en 1984, vio la luz el primer bebé nacido de un embrión congelado.[3]

Los embriones se mantienen congelados en un tanque, en líquido de nitrógeno, teóricamente por tiempo indefinido. No todos sobreviven al ser descongelados; se calcula que un 70% sí lo harán y podrán ser transferidos.[4]

La criopreservación reduce el costo de los tratamientos y permite que las parejas realicen varios intentos de forma menos onerosa, económicamente hablando. Ahora bien, como en todo procedimiento de reproducción asistida, tres son las áreas que no deben descuidarse: el aspecto médico, el psicológico y el legal.

En sus inicios, en las décadas de 1980 y 1990, en Estados Unidos había diferencias legislativas importantes entre un estado y otro. Por ejemplo, en Luisiana al embrión se le consideraba una persona y no podía destruirse. En Illinois, a una mujer con un embrión congelado se le considera embarazada desde el punto de vista legal. En Alemania, en 1990, la ley prohibió la congelación y donación de embriones. En España, la legislación de 1988 permitía dicha congelación con un límite de cinco años.[5]

Las leyes se modifican con el tiempo, pero es difícil conceptualizar y delimitar los derechos y las responsabilidades de los padres y de los profesionales relacionados con la criopreservación. Las grandes complicaciones tienen que ver con las implicaciones éticas y con la forma en que estos tratamientos impactan las creencias personales.

En la criopreservación o congelamiento de embriones, cumplir con los requisitos legales y hacer un buen contrato es indispensable para prever situaciones dolorosas que se han presentado en el pasado. ¿Qué debe hacerse con los embriones en caso de divorcio, de fallecimiento de uno de los padres o de ambos, si éstos difieren en cuanto al destino de sus embriones, si se trata de una mujer sin pareja cuyos óvulos fueron fecundados por un donador o si, simplemente, ya están contentos con sus familias pero les "sobran" embriones?

Antes de que la pareja inicie su tratamiento de FIV, la clínica deberá proporcionar el contrato que se firmará tocando estos puntos. No es posible dejarlo en "Después vemos", "Piénselo" o "Eso lo van a decidir rápido" Es mejor tener por escrito y firmado lo que cada pareja, madre soltera o padre único quieren hacer con sus embriones en el futuro.

En la década de 1980 un caso sobre el tema generó gran polémica. Una pareja de estadounidenses que volaba a Australia para someterse a una FIV murió en un accidente aéreo y dejó dos embriones congelados. Las opciones eran donarlos a una pareja no perteneciente a su familia, donarlos a algún programa reconocido de investigación o destruirlos.[6] Una decisión difícil, ¿cierto?

Otros casos han cobrado tintes incluso graves. Algunos ejemplos son los siguientes:

- Una mujer, después del fallecimiento de su cónyuge, quería que le implantaran los embriones.
- En un difícil proceso de divorcio, un miembro de la pareja solicitaba su destrucción, en tanto que el otro quería que se donaran.
- Algunas personas dejan pasar más de una década para "regresar" por sus embriones.

En 2005 se publicó en una revista especializada un estudio sobre cómo consideran los pacientes a sus embriones congelados. Las percepciones variaban entre: tejido biológico, seres con vida, niños virtuales que deben ser cuidados, hermanos de los hijos que ya nacieron y, de alguna forma simbólica, el recuerdo de su infertilidad. Al abundar más las preocupaciones que las actitudes indiferentes, se observa que la idea de que los padres se "desconecten" de sus embriones es poco factible. Otro aspecto que muestra este estudio es cuán solos llegan a sentirse los padres ante esta decisión.[7]

En realidad, más que olvidarse de sus embriones, es posible que las personas atraviesen por un proceso de negación para no enfrentar la angustia y la responsabilidad de saber que les quedan más posibles hijos.

Las parejas infértiles que por fin lograron tener hijos, ahora deben enfrentar la decisión de qué hacer con los embriones que quedan. Muchas buscan un proceso psicoterapéutico para analizar y afrontar esa determinación. Algunas ya formaron su familia y todavía pueden tener cuatro, cinco, ocho o más de ellos. La soledad y angustia de los años de infertilidad persisten, pero ahora, paradójicamente, les "sobran" hijos.

> Si no los tuviéramos, ya habríamos terminado con los tratamientos, pero no es lo mismo saber que ahí siguen.[8]

Además, mantener embriones congelados implica un costo; muchas clínicas hacen un cargo anual. El siempre presente aspecto económico es un factor que obstaculiza el proceso; tal vez la persona esté preparada psicológicamente para descongelarlos e intentar un nuevo tratamiento, pero no puede pagarlo.

Como en todo —y esto puede parecerte familiar—, algunos toman la decisión respecto al destino de sus embriones sin problema, mientras otros pasan por crisis y momentos difíciles. Algunas parejas ya establecieron un vínculo con sus embriones y los viven como sus hijos, que están ahí… esperando.

¿Cuándo inicia la vida?

La reproducción asistida ha provocado muchos cambios para la especie humana: el concepto de *familia* se ha transformado, lo que se pensaba imposible ahora es una realidad y eso ha impactado nuestra percepción sobre cuándo inicia la vida del ser humano. En la Edad Media se consideraba que el alma entraba en el cuerpo cuando el bebé empezaba a moverse, dando la primera evidencia de su existencia; por ejemplo, cuando la madre sentía los primeros movimientos en su vientre. En la actualidad, podemos ver al embrión y cómo se desarrolla la vida desde etapas muy tempranas.

> Ahora sabemos mucho. Vemos mucho. La ciencia nos enseña mucho. Ahora las parejas analizan sus ultrasonidos, cuelgan fotos de sus embriones en el cuarto de sus hijos. Y como ya tenemos la posibilidad de crear vida, verla, estudiarla y determinar su destino, los embriones nos enfrentan con un problema moral y urgente.[9]

La técnica de congelamiento ha demostrado su eficacia y, si bien no todos los embriones sobreviven al descongelarse, la mayoría sí es utilizable. Por otra parte, debido a los avances en los medicamentos para los tratamientos de infertilidad, ahora es menor el número de embriones que se transfieren. Y cada día se acumulan más y más embriones congelados...

> En 2002, en Estados Unidos, se decidió investigar cuántos embriones se conservaban en las 430 clínicas especializadas que operan en ese país. La conclusión fue que hasta ese momento había 400 000 embriones congelados. Éste es el futuro que la

reproducción asistida nos ha dejado a todos. ¿Qué vamos a hacer con esta acumulación de vida humana?[10]

Las clínicas de infertilidad intentan contactar a los padres de estos embriones y las reacciones son distintas. Algunos no responden y no se presentan ni se comunican con la clínica; parecen olvidarse de ellos. Otros siguen pagando la "renta" que se les cobra por mantenerlos congelados y, aunque no logran tomar su decisión, están comprometidos y preocupados porque saben que cada uno es una posible vida. Otros se mantienen firmes en ir por sus embriones y ver si de ellos tienen más hijos.

En un contrato correctamente redactado se pueden prever algunas situaciones como las siguientes: si dejan de cubrir la cuota de mantenimiento de los embriones, ¿puede la clínica decidir destruirlos? Si continúan cubriendo la renta por largo tiempo, ¿puede la clínica destruirlos pasados 10 años? Son muchas las preguntas, más que las respuestas. Tú, ¿qué harías en un caso como éste?

Para ofrecer un parámetro o una guía a los profesionales, el Comité de Ética de la American Fertility Society —compuesto por médicos, abogados, teólogos y biólogos— plantea cuándo se puede o no experimentar con embriones y cuántos deben transferirse como máximo. Sin embargo, la decisión de qué hacer con ellos cuando ya están congelados corresponde a los padres.

Reflexiones sobre el capítulo 8

Por favor, lee las siguientes preguntas, reflexiona sobre ellas, relee cualquier sección del capítulo que consideres necesaria y, en los espacios, contesta lo que corresponda en tu caso. Enseguida te presento mis recomendaciones al respecto.

¿Consideras importante el descubrimiento de la posibilidad de congelar embriones? ¿Por qué? ¿Las personas pueden congelar embriones aunque no sean infértiles?

_____

_____

_____

_____

_____

_____

_____

_____

Te recomiendo:

- En su momento, sin duda este descubrimiento fue importante. Sin embargo, son innegables su carácter polémico y la facilidad con la que su uso y sus beneficios pueden despertar inquietud en muchos. Esto aplica en cuanto a que una persona no infértil eche mano de este procedimiento con fines muy particulares. Pregúntate cuál es tu postura al respecto y decide.

En este tema, ¿qué es más complicado, el aspecto médico o el psicológico y ético? ¿Es moralmente aceptable para todos los pacientes?

_____

_____

_____

_____

_____

_____

Te recomiendo:

- En temas de este tipo es necesario sopesar con igual cuidado todos los aspectos involucrados. Procura formarte tu propio criterio al respecto.

En tu caso, ¿qué es lo más aceptable y lo más reprobable? ¿Puedes intentar preparar un contrato sobre lo que harías con tus embriones? ¿Estarías dispuesto a hacerte cargo de todos tus embriones congelados?

_____

_____

_____

_____

_____

Te recomiendo:

- Hurga en tu interior para redactar este contrato y asegúrate de incluir todos los detalles que pudieran surgir y causar duda o preocupación, así como lo que habría que hacer en caso de que sufrieras un accidente o fallecieras.

¿Piensas que los médicos se desentienden de los embriones congelados que conservan en sus clínicas o que se preocupan por ellos? ¿En qué forma?

_____

_____

_____

_____

_____

_____

Te recomiendo:

- La personalidad del médico, y del personal que trabaja a su alrededor tiene mucho que ver con la forma en que encaran lo que implica conservar embriones congelados, a veces por mucho tiempo. Es necesario desarrollar mecanismos para que en las clínicas puedan tomarse decisiones tras un cierto número de años sin localizar a la persona, ¿no crees?

Notas para el capítulo 8

[1] Franklin, Robert, R. y Dorothy Kay Brockman, *In Pursuit of Fertility,* Owl Books, Estados Unidos, 1995, p. 245.

[2] American Society for Reproductive Medicine, <www.asrm.org>.

[3] Wood, Carl y Robin Riley, *In Vitro Fertilization,* Hill of Content, Melbourne, 1992.

[4] Wisot, Arthur L. y David R. Meldrum, *Conceptions and Misconceptions,* Hartley and Marks, Estados Unidos, 2004, pp. 162, 163.

[5] Isaías López, Manuel, "Dilemas éticos de la fecundación asistida. Argumentación psicológica", en *Reproducción Humana,* vol. 13, núm. 1, 1999, pp. 67-76.

[6] Menning, Berbara Eck, *Infertility. A Guide for the Childless Couple,* Prentice Hall, Nueva York, 1988, p. 87.

[7] Nachtigall, Robert D., Gay Becker, Carrie Friese, Anneliese Butler y Kristin MacDougall, "Parents' Conceptualizations of Their Frozen Embryos Complicates the Disposition Decision", en *Fertility and Sterility,* 84, núm. 2, agosto de 2005, pp. 431-434.

[8] Mundy, Liza, *Everything Conceivable,* Anchor Books, Estados Unidos, 2008, pp. 290-291.

[9] *Ibídem,* p. 289.

[10] *Ibídem,* p. 290.

Lecturas recomendadas para este capítulo

Mundy, Liza, *Everything Conceivable*, Anchor Books, 2008.

Sandoval, Eva, *¿Y tú qué crees?*, Urano, Valladolid, España, 2015.

CAPÍTULO 9

Vivir sin hijos

Estamos emocionalmente sobrepasados por la infertilidad…
La opción de tener un hijo de otra forma, es demasiado. Hasta
aquí llegamos. Hemos decidido tener una familia de dos.[1]

Hasta fechas recientes la sociedad percibía que la vida de las
personas sin hijos era triste, aburrida, infeliz e insatisfecha. Esta
idea se ha disipado poco a poco. En cierta forma, dichas personas, o parejas, son muy valientes. Desafían una de las condiciones de mayor trascendencia para la humanidad: la pronatalidad;
esto es, tener hijos ya sea biológicos o adoptivos; hasta hace
poco casi no recibían apoyo de la población fértil y tampoco
de la infértil.[2]

La decisión de no tener hijos es una de las más difíciles. Tras
años de esfuerzos extraordinarios, de importantes inversiones de
dinero y energía, y de muchas lágrimas derramadas buscando
concebir, renuncian a su sueño.

Si viven en pareja y la lucha contra la infertilidad fue el
aspecto central de la relación durante los últimos años, acabar
con los tratamientos podría ser un descanso, pero, por otra parte,

también representaría un nuevo reto. Algunos se preguntan si podrán continuar juntos.

Pasado ese largo periodo, dejar de sentir el dolor es como romper un mal hábito. Sin embargo, en el momento de tomar la decisión ocurre algo positivo: algunas situaciones que han sido dolorosas pierden intensidad y poder.

Algunos mitos que se enfrentan al pensar en vivir en pareja sin hijos son:

» "La vida sin hijos es vacía y no tiene sentido."
» "Una vida sin hijos termina en soledad y abandono cuando se llega a la vejez."
» "Quienes no son padres sufrirán dolor y arrepentimiento para siempre."[3]

Dejando los mitos aparte, si te encuentras inmerso en una situación como ésta, considera que es probable que se mantenga indefinidamente la herida causada por no haber tenido hijos, pero el dolor ya no te dominará ni estará presente día tras día. Aprender a vivir sin hijos implica cambiar y repensar la infertilidad, dejar paulatinamente de sentirte infértil todo el tiempo. Y aunque resulte increíble, de pronto te darás cuenta de que tu vida no depende de tener hijos. Entonces, a vivir y enfocarte a objetivos de realización personal de otro tipo.

Por supuesto, para seguir adelante es indispensable que enfrentes, y superes, la terrible pérdida y el dolor que genera no haber logrado el hijo biológico. La manera de manifestar y vivir esa aflicción será distinta según tu género.

La reacción de tus familiares, tus amigos y de la sociedad causará un impacto, desde luego. Así como, por lo general, la decisión de adoptar es bien vista, la de no tener hijos suele juzgarse, criticarse, despertar enojo y presiones para reconsiderar el asunto. Ellos también necesitan tiempo para aceptarlo.

Los consejos y las recomendaciones en esos momentos son un hueso duro de roer, porque la pareja ya quiere poner un "hasta aquí", y el doble mensaje recibido es: "Continúen, sigan intentando". Vuelve el mito "Concéntrate y seguro te vas a embarazar... todo está en tu mente". Esto puede ser fuerte sobre todo para quien no obtuvo un diagnóstico definitivo y continúa en el grupo de infertilidad inexplicable.

La infertilidad se mantiene como una experiencia emocional profunda y compleja para las parejas afectadas, aunque, en esencia, sigue siendo un camino solo y privado para la mujer que no puede concebir. Elementos inconscientes y conscientes interactúan con las pérdidas.[4]

¿Cómo lidiar con los recuerdos que han marcado a cada uno y a su relación de pareja? ¿Hasta dónde continuar y cuando decir "ya basta"?

La opción de vivir sin hijos implica reconocer que la adopción y las donaciones de embriones, óvulos y esperma o la maternidad subrogada no son alternativas para estas parejas. Es una decisión valiente y cada vez más aceptada.

Un reto es que la pareja seguirá viviendo en un mundo lleno de gente con niños. Escucharán conversaciones sobre escuelas y eventos infantiles o, una vez más, serán el blanco de comentarios imprudentes como: "Ustedes pueden viajar y gastar porque no tienen que pagar escuelas, pediatras y muchas otras cosas".

Enfrentarán la misma eterna pregunta: "¿Por qué ustedes no *quisieron* tener hijos?" El dolor de la infertilidad no desaparece, está presente día con día. Sin embargo, su intensidad disminuirá y, si se enfrenta y analiza, la experiencia servirá para crecer y continuar con su vida.

> Después de años de tratamientos y de considerar la adopción, hace 16 años mi esposo y yo decidimos vivir sin hijos. Todavía siento dolor por no haber podido tenerlos. Ahora muchos de nuestros amigos ya son abuelos. Nuevamente nos sentimos excluidos de una etapa de la vida. Sin embargo, la mayor parte del tiempo estoy tranquila de haber tomado esta decisión.[5]

Ese hijo que no existe para los demás, para la pareja infértil o para la mujer sin pareja sí existió. Tuvo vida en su mente y estuvo investido de afecto e ilusión. La energía del mundo interno, de los objetos y las imágenes que se construyen son de una fuerza tremenda. La pérdida que se vive es real.

Otro aspecto que entra en juego hoy más que nunca es la sexualidad. Después de exponer tanto la vida sexual en ese mundo de tratamientos, consultas médicas, pruebas de laboratorio, ultrasonidos y otros procedimientos, el reto es reencontrarse como pareja e intentar "sacar" al equipo médico de su intimidad.

> Conflictos emocionales relacionados con la infertilidad llegan a lo más profano de la mente [...] Invaden el espacio interpersonal de la pareja e impactan su entorno social y la definición misma de familia. Viejos conflictos pueden despertar, poniendo en riesgo la relación de pareja.[6]

El movimiento interno y el poder de la elección

La manera en que una persona sufre, enfrenta y elabora una pérdida, le transmitirá una enseñanza y le brindará experiencia ante otras pérdidas. Lidiar con la infertilidad y salir adelante es un logro que produce mayor fuerza y comprensión hacia los demás y hacia la vida. Si tú consigues ganar en las pérdidas, habrás aprendido una de las grandes lecciones de la vida.

Como se expuso en capítulos anteriores, cada tratamiento, cada alternativa dentro de la medicina reproductiva, implica decisiones difíciles y costosas en lo emocional, lo físico y lo económico. Decisiones que la pareja y las personas infértiles en general necesitan tomar desde que emprenden este camino: cuándo buscar a un especialista e iniciar un tratamiento; qué tratamientos están dispuestos a aceptar; cuándo suspenderlos; si adoptarán o no; cómo manejarán el aspecto económico; si suspenderán o pospondrán planes de educación y desarrollo profesional, y muchas más.

Antes que nada, es necesario dejar claro que suspender los tratamientos no es un fracaso ni significa darse por vencido. Más bien es una decisión final tomada después de un proceso de lucha, en el que se van haciendo elecciones; no es una decisión que se toma de un día a otro, sino un proceso doloroso.

El valor de todo ello no reside en tomar la decisión "correcta", sino en elegir. El poder de la elección radica en que te comprometas con algo, y es ese compromiso lo que hace la diferencia.

Durante la vida podrás cuestionarte si debiste luchar más, o intentar más tratamientos, o adoptar, pero la decisión con mayor peso es haber optado por vivir sin hijos. No hay decisión "perfecta" en la vida; además, el aparato psíquico es dinámico y una elección tan importante se puede resignificar en otros momentos.

Si observamos "desde afuera" a las personas infértiles que se encuentran en el proceso de decidir si viven sin hijos, las veremos igual… pero en su interior hay un movimiento en el que la energía depositada en el deseo de tener hijos y formar una familia empieza a canalizarse y a representar en otras ideas, otros objetos y otras metas en la vida. Es un proceso en el que las personas se escuchan, se permiten sentir y pensar que el camino y la lucha por tener hijos ya terminó.

Se respetan al aceptar que no quieren adoptar, que ya no pueden con más tratamientos, con el desgaste que abarca todas las áreas de su vida. Aunque parezca una contradicción, cuando la persona infértil vive la pérdida que esto implica y empieza a sentir que la vida puede continuar, el movimiento interno la lleva a tener otros intereses, nuevos planes y expectativas. Sus familiares también viven un duelo al conocer la decisión de sus hijos y saber que no van a ser padres. No entienden por qué "se dieron por vencidos", no comprenden que las batallas que han librado para ser padres son más fuertes y dolorosas de lo que ellos pueden imaginar.

El mundo interno es silencioso y dinámico. El proceso que experimenta quien decide continuar viviendo sin hijos puede ser intenso y pasar inadvertido para los demás, pero es fundamental porque cierra un camino para abrir nuevas opciones en sus relaciones y en su existencia. Muchos deciden reflexionar y meditar sobre ello en psicoterapia.

Reflexiones sobre el capítulo 9

Por favor, lee las siguientes preguntas, reflexiona sobre ellas, relee cualquier sección del capítulo que consideres necesaria y, en los espacios, contesta lo que corresponda en tu caso. Enseguida te presento mis recomendaciones al respecto.

¿Puedes verte en un futuro sin hijos? ¿Puede tener sentido y optimismo una vida sin descendencia? ¿Cómo vivirías tú en esas circunstancias? Descríbela.

Te recomiendo:

- Estas preguntas son sumamente relevantes, pues vivir sin hijos tal vez sea una buena alternativa cuando ya no es posible soportar, o costear, un tratamiento más. Tómalo en cuenta de modo que, cuando lo decidas, estés preparado o preparada.

¿Piensas que si decides dejar los tratamientos y vivir sin hijos el dolor "desaparecerá" de inmediato o no? ¿Por qué?

_____

_____

_____

Te recomiendo:

- Vimos que el dolor no es algo que se desvanece de un día para otro. Permanece en nuestro interior y se requiere trabajarlo por un tiempo para aminorarlo hasta, en algún momento, salir adelante. Reconoce tu dolor, acéptalo, compréndelo y encáralo cuando sientas que ya puedes hacerlo.

¿Es "sencillo" considerar y tomar la decisión de vivir sin hijos? ¿Qué implica?

_____

_____

_____

_____

Te recomiendo:

- No, por supuesto; la decisión no es sencilla. Implica abandonar una cadena de fantasías y "obligaciones" ante la familia, la sociedad y uno mismo. Lo único que queda por hacer es actuar con fuerza y arrojo.

¿Tiene que "desaparecer" el hijo fantaseado? ¿En qué forma?

_____

_____

_____

_____

Te recomiendo:

- Toma el tiempo necesario para "despedirte" de ese hijo con el que has soñado y verás que poco a poco elaborarás ese duelo y lo dejarás partir. Una buena parte de ese hijo fantaseado eres tú.

Dime: ¿en qué forma elegir puede moverte hacia una vida con nuevas oportunidades?

_____

_____

_____

_____

_____

Te recomiendo:

- Lee sobre el tema, permítete vivir tus emociones y pensar en proyectos que tal vez dejaste al iniciar este camino, pero que ahora puedes retomar.

Notas para el capítulo 9

[1] Jaffe, Janet, Martha Ourieff Diamond y David J. Diamond, *Unsung Lulla-bies*, St. Martin's Griffin, Nueva York, 2005, p. 236.

[2] Podraw, Joan, "The Childfree Decision Making Process", en *Family Building*, vol. III, núm. 4, 2004.

[3] Harkness, Carla, *The Infertility Book: A Comprehensive Medical and Emotional Guide*, Celestial Arts, Estados Unidos, 1992, p. 350.

[4] Mann, Mali, *Psychoanalytic Aspects of Assisted Reproductive Technology*, Karnac, Londres, 2014, p. 78.

[5] Podraw, *op. cit.*, p. 20.

[6] Mann, Mali, *op. cit.*, p. 78.

CAPÍTULO 10

Los profesionales ante los pacientes infértiles

El mundo de la infertilidad y la reproducción asistida se centra en quienes no pueden tener hijos o quienes por otras razones necesitan usar estos adelantos de la medicina para formar su familia. Pero hay otras personas que participan en los procesos y albergan cuestionamientos, crisis y satisfacciones ante estas experiencias: los profesionales que los atienden.

Los profesionales deben tener presente que, a diferencia de otras especialidades en la medicina, el campo de la infertilidad tiene un componente obvio y único: los tratamientos no afectan únicamente al "paciente", esto es, a los futuros padres, sino a un tercero y muy importante —el hijo que va a nacer— [...] Los clínicos enfrentan una gama de emociones y temas existenciales [...] En algunos documentos se plantea el seguimiento médico y comités éticos abordan ciertas preocupaciones. Sin embargo, estas guías no alcanzan la profundidad del impacto emocional que enfrentan los profesionales.[1]

¿Te interesa saber qué ocurre desde este punto de vista? Veamos.

Cuestionamientos

La libertad de decidir si se usa la tecnología reproductiva le pertenece a cada persona o pareja. En ocasiones la situación genera cuestionamientos en el analista, psicoterapeuta, médico, enfermera, biólogo y demás profesionales que se relacionan directa o indirectamente con las personas infértiles o con sus familiares.

> La licenciada Judith Kottick, trabajadora social en el campo clínico de la infertilidad, plantea un caso en el que una mujer de 24 años acudió a una clínica del ramo porque quería tener un hijo y ser inseminada. Expresó que nunca había mantenido una relación sentimental seria y, además, era virgen. Siempre había vivido con sus padres. ¿Qué pueden hacer la trabajadora social, el psicoterapeuta y el equipo médico ante un caso como éste?[2]

Algunas decisiones que los profesionales viven con los pacientes pueden ir en contra de sus principios y sus creencias. Además, en los años o meses de tratamientos los pacientes pasan por momentos de agresión, periodos depresivos, envidia, insatisfacción y otras reacciones en su contacto con los profesionales. ¿Cómo se conectarán las pérdidas que viven los pacientes infértiles con las de los profesionales que los atienden? En el caso de los psicólogos, ¿qué sucede cuando la terapeuta está embarazada y la paciente es infértil? ¿Cómo se manifiestan la envidia y la frustración?

Las siguientes son algunas situaciones que despiertan inquietud en los profesionales de este campo.

"Lo quiero para determinada fecha"

Una situación cada vez más frecuente es la búsqueda del momento "perfecto". Parejas con intereses profesionales y altas expectativas en su carrera deciden recurrir a técnicas de reproducción asistida para tener hijos cuando sea "el mejor momento". Vale la pena destacarlo porque algunas no son infértiles. Están en su derecho y es su decisión, pero parecería que tienen todo planeado y "bajo control". La parte del deseo y la ilusión de ser padres, el dolor que se vive al no poder tener hijos, la angustia que afecta la relación de pareja, la relación con el médico y con otras personas, todo eso queda fuera. Hablan de su deseo de utilizar las técnicas de reproducción asistida, pero de una manera desprovista de afecto.

La doctora Linda Applegarth menciona a una pareja con estas características que le generó incomodidad y coraje. Sus planes estaban intelectualizados y la falta de afecto era notoria:

> Daban la impresión de estar demasiado ocupados para preocuparse por ser padres. La tecnología reproductiva les serviría para satisfacer su narcisismo y arrogancia [...] Cada vez más parejas con un alto nivel educativo y con grandes ambiciones desean congelar embriones. Ser padres puede ser motivo de conveniencia [...] Para el terapeuta es especialmente difícil trabajar con estos casos porque, además de la actitud de control, hay un aspecto ético preocupante y es que estas parejas creen embriones y los congelen pero jamás los usen. Todos debemos preguntarnos si la reproducción asistida debe utilizarse con estos fines.[3]

En su trabajo con esta pareja, la profesional interpretó la necesidad que tenían de controlar todo como un intento de mantener su relación "congelada" en lugar de "viva y en desarrollo".

Este caso ilustra las posibles reacciones del terapeuta, sobre todo cuando se enfrenta a situaciones opuestas a sus principios o creencias. El psicoanalista, el psicólogo, el médico, las enfermeras y demás profesionales que trabajan con personas infértiles o con quienes no lo son pero solicitan estos tratamientos cuentan con la preparación requerida para lidiar con las emociones del paciente, pero eso no impide que tengan respuestas emocionales y cuestionamientos éticos. Por otra parte, sus reacciones negativas ante lo que dicen o hacen los pacientes también son una oportunidad para analizar lo que le sucede a éstos y comprender el complejo aspecto emocional de la infertilidad y la reproducción asistida.

"Quiero mantener mi figura"

Hay mujeres que piensan en recurrir a la maternidad subrogada para no engordar o para que el embarazo no "distorsione" su cuerpo. Ante un caso así, algunos médicos explican con claridad que ofrecen estos tratamientos a personas que padecen un problema médico. La situación es compleja; pese a que cada persona tiene derecho a decidir sobre su cuerpo, los cuestionamientos éticos, morales y emocionales que se imponen son innegables.

La experiencia personal

Otro ejemplo es cuando el terapeuta o la terapeuta han vivido problemas de infertilidad. La experiencia les aporta otro nivel de conocimiento, vivencia y comprensión hacia un paciente, pero también deben estar especialmente atentos a diferenciar su circunstancia personal respecto de la de este último. Trabajar el aspecto emocional de la infertilidad conlleva un punto fundamental: la relación que se construye entre paciente y terapeuta. Las pérdidas y frustraciones de los pacientes pueden ser un recordatorio de las experiencias del psicoterapeuta.

Como se mencionó, en ocasiones los pacientes que ya no pueden continuar con los tratamientos sienten que los "animan" a adoptar. ¿Se trata en realidad del deseo de estas personas o del deseo de su terapeuta? Vivir sin hijos es una de las opciones que cuestiona y lleva a ciertos terapeutas a "actuar" insistiendo en que deben considerar la adopción.

Los aspectos médicos

Además del aspecto emocional, los psicoanalistas y los psicólogos toman en cuenta el aspecto médico de sus pacientes. Algunos consideran que en una época se abusó de explicaciones como rechazo a la maternidad, disfunciones sexuales y otras que se usaban para explicar la infertilidad. El mundo interno es y será muy significativo, pero los adelantos de la medicina han arrojado información antes desconocida para poder dilucidar estos problemas. Así también, la edad de la mujer sigue siendo la variable o una de las razones más importantes para que se presente un problema de infertilidad.[4]

Algunos autores mencionan que trabajan con sus pacientes una "historia reproductiva", es decir, un proceso inconsciente que empieza en la infancia y continúa en la edad adulta. Es la historia de cómo te verás en tu papel de padre. Esa historia interna se construye con el modo en que crecimos, con nuestros aspectos sociales y culturales. Cuando la persona enfrenta que lo que le sucede es distinto de lo que esperaba, explica en parte por qué la infertilidad puede ser tan dolorosa. Las pérdidas pasadas y la manera como se conectan con las que ocasiona el problema de infertilidad son parte central de este punto de vista.[5]

El aspecto psicológico

En este sentido, cada caso presenta retos especiales para el profesional. Los psicoterapeutas se enfrentan cara a cara con sus valores, creencias, pérdidas, experiencias de vida, y con lo que estas técnicas pueden y deben ofrecer a los pacientes. Estos sentimientos y puntos de vista pueden afectar, en forma negativa o positiva, el proceso del tratamiento. Si el psicoterapeuta o psicoanalista está consciente de sus respuestas emocionales ante los distintos aspectos de estos tratamientos, podrá trabajar con sus pacientes y será más probable que distinga lo que acepta de lo que no acepta, no puede o no quiere trabajar.

Hemos notado que cada psicoanalista sólo llega hasta donde se lo permiten sus propios complejos y resistencias interiores.[6]

Una pérdida más

Después de trabajar con una persona o una pareja infértil, llega el momento en que sus tratamientos terminan, bien sea porque lograron tener el hijo por el que habían luchado, o por no haber obtenido los resultados deseados e ir en busca de otras alternativas.

Cualquiera que sea la decisión que tome el paciente, cuando se despide del equipo médico ambos viven una pérdida. Dejar la clínica de infertilidad implica alejarse de un lugar que durante años ocupó un espacio importante en su vida. Esto hablando de la parte clínica; por supuesto, con el trabajo emocional, el proceso terapéutico puede continuar.

Reflexiones sobre el capítulo 10

Por favor, lee las siguientes preguntas, reflexiona sobre ellas, relee cualquier sección del capítulo que consideres necesaria y, en los espacios, contesta lo que corresponda en tu caso. Enseguida te presento mis recomendaciones al respecto.

¿Los profesionales pueden tener emociones respecto del dolor de sus pacientes? ¿En qué forma? ¿Cómo crees que influyen en el proceso?

_____

_____

_____

_____

_____

Te recomiendo:

- Puedes comentar con total confianza a tu terapeuta o a tu médico lo que sientes y las dudas que se te ocurran. Ellos viven contigo este proceso.

¿Los profesionales que trabajan con personas que no pueden tener hijos son también parte importante del proceso de infertilidad y su tratamiento? ¿En qué forma?

_____

_____

Te recomiendo:

- Considera que la relación profesional-paciente es importante y es uno de los factores que te apoyarán en este proceso. Aunque no siempre te resulten simpáticos o te dediquen todo el tiempo que quisieras, procura tomar en cuenta lo positivo de esta relación.

¿Puede construirse una relación entre paciente y terapeuta? ¿Todo es positivo en ella o tiene aspectos negativos? ¿Cuáles son?

Te recomiendo:

- Con el terapeuta puedes expresar cómo te sientes con el equipo médico y con la experiencia de buscar formar tu familia. Como cualquier relación, habrá momentos difíciles, pero siempre podrás abrir tus dudas y tus frustraciones sin problema.

¿Crees que se le presta más atención ahora al trabajo emocional de la infertilidad? ¿Cuáles son los beneficios?

_____

_____

_____

_____

_____

_____

Te recomiendo:

- En efecto, ahora se realiza más trabajo emocional con este tema, como ocurre con muchos otros. No dudes en hacerlo en tu caso porque todo proceso terapéutico representa crecimiento, desarrollo y liberación.

¿Cómo te imaginas una psicoterapia? Si optas por una, ¿te importaría que la terapeuta estuviera embarazada? ¿Por qué?

_____

_____

_____

_____

_____

Te recomiendo:

- Mucha gente acude a terapia, es algo común. Te corresponde a ti decidir si puedes sostener esta relación con una terapeuta embarazada; si no lo deseas, puedes elegir a alguien más. ¿Imaginas que no podrás hablar? O tal vez lo contrario, ¿imaginas que no podrás parar de llorar? Son miedos frecuentes; en realidad, por lo general la gente se siente bien en una psicoterapia y considera que es de utilidad, especialmente en momentos difíciles.

Notas para el capítulo 10

[1] Rosen, Allison y Jay Rosen, *Frozen Dreams*, The Analytic Press, Estados Unidos, 2005, p. 84.

[2] *Ibídem*, p. 88.

[3] *Ídem.*

[4] Mann, Mali, *Psychoanalytic Aspects of Assisted Reproductive Technology*, Karnac, Londres, 2014, pp. 77-78.

[5] Jaffe, Janet, Martha Ourieff Diamond y David J. Diamond, *Unsung Lullabies*, St. Martin's Griffin, Nueva York, 2005, pp. 22, 23.

[6] Freud, Sigmund, "Las perspectivas futuras de la terapia psicoanalítica", en *Obras completas,* t. XI, Amorrortu, Argentina, 1988, p. 136.

Lecturas recomendadas para este capítulo

Freud, Sigmund, "Las perspectivas futuras de la terapia psicoanalítica", en *Obras completas,* t. XI, Amorrortu, Argentina, 1988.

PALABRAS FINALES

Las alternativas que hemos visto (lograr tener hijos mediante tratamientos de reproducción asistida, la adopción, una madre portadora, la donación de óvulos, esperma y embriones, la terminación selectiva, o bien, decidir vivir sin descendencia) dependen del problema médico, las circunstancias, los valores, las creencias y la historia de vida de cada persona. Sabemos ya que lo que para algunos es aceptable, para otros no.

Sea cual sea la alternativa o las alternativas que escojas y las decisiones que tomes, es importante reconocer que el dolor de la infertilidad continúa de manera silenciosa en el interior de cada uno y en la relación de pareja, es una herida que, aunque cierra con el tiempo, sí deja una marca. Una pena que sólo conoce quien lo vive y que, aunque se quiera hablar de ella, hay momentos en que las palabras no alcanzan. Así también, es una experiencia que enseña, brinda otra capacidad para comprender las relaciones humanas, las limitaciones y las oportunidades que ofrece la vida.

Falta mucho por decir del aspecto emocional de la infertilidad y del mundo de la reproducción asistida. Falta mucho por aprender y por seguir escuchando de las personas que viven y recorren este camino tan arduo, pero también tan lleno de posibilidades. Los adelantos de la ciencia constituyen logros y oportunidades increíbles, pero despiertan cuestionamientos, causan un fuerte impacto emocional y cambian el concepto de construir una familia y de establecer nuevas relaciones humanas.

Desde el punto de vista científico, los avances de la medicina reproductiva han sido sorprendentes y desde el punto de vista económico, se ha convertido en una industria. Sin embargo, detrás de toda esa tecnología, de todos los descubrimientos científicos y sus inherentes innovaciones, lo que permanece son las relaciones entre seres humanos que luchan, cada quien desde su lugar, por lidiar con el dolor psíquico y con los retos que la vida les impone, como es el no poder tener hijos. Insisto, cada persona infértil carga con ese dolor interno y secreto que interactúa en distintos niveles, abriendo la puerta para continuar estudiando, reconociendo, acompañando y comprendiendo el complejo mundo de la infertilidad.

Este libro se escribió con la intención de brindarte información, lo más completa posible, sobre lo que probablemente sea una fuente de gran preocupación para ti. Pero sobre todo buscando ofrecerte apoyo y transmitirte fuerza para afrontar las vicisitudes, las dificultades, la problemática de la infertilidad… y llegar a buen puerto después de tus esfuerzos. Espero que hayas encontrado esto en él y que siempre te sientas acompañada, acompañado, en el camino que emprendas.

RECURSOS ADICIONALES

Puedes acudir a las siguientes instituciones en busca de apoyo y ayuda profesional:

Asociación Mexicana de Infertilidad, A.C. (AMI)
Foro *online* para compartir experiencias: < http://www.ami-ac. com/foro/index.php>.

Asociación Psicoanalítica Mexicana, A.C.
Bosque de Caobas 67, colonia Bosques de las Lomas, delegación Miguel Hidalgo, Ciudad de México, C. P. 11700.
Teléfonos: 5596-0009 y 5596-7427.

Atención Psicológica del Servicio de Reproducción Humana
Dra. Lilia Arranz
Centro Médico Nacional "20 de Noviembre",
Instituto de Seguridad y Servicios Sociales de los Trabajadores del Estado (ISSSTE).
Avenida Félix Cuevas 540, colonia Del Valle
Delegación Benito Juárez, Ciudad de México, C.P. 03100.

Call Center de Psicología, Facultad de Psicología, unam
Servicio de atención psicológica por teléfono.
Teléfono: 5622 2321.

Centro Comunitario de Atención Psicológica "Los Volcanes"
Volcán Cofre de Perote s/n, esquina Volcán Fujiyama, colonia Los Volcanes, delegación Tlalpan, Ciudad de México, C. P. 14440.
Teléfono: 5655 9196.
Correo electrónico: ccaplosvolcanes@gmail.com.
Horario de atención: lunes a sábado de 9:00 a 14:00 horas.
Citas: lunes a partir de las 11:00 horas.

Centro de Investigación Familiar, A. C. (Ifac)
Plaza Inn, local 30 nivel terraza del Centro Comercial Plaza Inn
Avenida Insurgentes Sur 1971, colonia Guadalupe Inn, delegación Álvaro Obregón, Ciudad de México, C. P. 01220.
Teléfonos: 5550 1421 y 5550 1279.

Centro de Servicios Psicológicos "Dr. Guillermo Dávila", unam
Sótano del edificio "D" de la Facultad de Psicología, Universidad Nacional Autónoma de México.
Avenida Universidad 3004, colonia Copilco Universidad, delegación Coyoacán, Ciudad de México, C. P. 04360.
Teléfono: 5622 2309.
Correo electrónico: centrodeserviciospsicológicos@yahoo.com.mx.
Horario de atención: lunes a viernes, de 8:30 a 19:00 horas.

CENTRO COMUNITARIO "JULIÁN MACGREGOR Y SÁNCHEZ NAVARRO"
Calle Tecacalo, manzana 21, lote 24, colonia Adolfo Ruiz Cortines, delegación Coyoacán, Ciudad de México, C. P. 04630.
Horarios de atención: lunes a viernes de 8:00 a 20:00 horas; sábados de 10:00 a 14:00 horas.

GRUPOS DE APOYO A PERSONAS INFÉRTILES

INSTITUTO NACIONAL DE PERINATOLOGÍA "ISIDRO ESPINOSA DE LOS REYES" (INPER)
Calle Montes Urales 800, colonia Lomas Virreyes, delegación Miguel Hidalgo, Ciudad de México, C.P. 11000.
Teléfono: 5520 9900.

PROGRAMA DE SEXUALIDAD HUMANA (PROSEXHUM)
Sótano del Edificio "C" (Posgrado) de la Facultad de Psicología, Universidad Nacional Autónoma de México.
Avenida Universidad 3004, colonia Copilco Universidad, delegación Coyoacán, Ciudad de México, C. P. 04360.
Teléfono: 5622 2333.
Horario de atención: lunes a viernes de 8:00 a 14:00 horas.

RESOLVE (THE NATIONAL INFERTILITY ASSOCIATION)
Página web de La Asociación Estadounidense de Infertilidad, con información (en inglés) para personas que están considerando vivir sin hijos: <www.resolve.org>.

SOCIEDAD FREUDIANA DE LA CIUDAD DE MÉXICO, A. C.
Av. Contreras 700, colonia San Jerónimo Lídice,

delegación Magdalena Contreras, Ciudad de México, C. P. 10400

Teléfono: 56511374

Correo electrónico: sfreudianamx@gmail.com

YOLIGUANI

Casa de adopción que recibe a mujeres embarazadas que desean dar a su hijo en adopción.

www.yoliguani.org.

Línea sin costo: 01 800 251 8586.

Correo electrónico: contigo@yoliguani.org.

GLOSARIO

Adopción

Es recibir un hijo no natural con los requisitos y las solemnidades que establecen las leyes.

Adopción plena

Opción irrevocable que consiste en que el adoptado rompa con todo vínculo legal con su familia de origen y se incorpore a su nueva familia como si fuera consanguíneo con los mismos derechos y obligaciones.

Adopción simple

En este tipo de adopción se mantiene en cierta forma la filiación con los padres biológicos.

Autoestima

Juicio que las personas hacen acerca de sí mismas y grado en que se valora uno mismo.

Cigoto
Óvulo fertilizado en la etapa anterior a la división celular.

Criopreservación
Técnica de congelamiento, a muy baja temperatura, que permite que las células y los embriones puedan sobrevivir y crecer cuando son descongelados.

Duelo
Proceso emocional ante una pérdida.

Embarazo no logrado
Expulsión natural del feto ocasionando que el embarazo se interrumpa y no llegue a término.

Embrión
Término utilizado para describir las primeras etapas del desarrollo fetal, desde la concepción hasta las ocho semanas del embarazo.

Esperma
Célula reproductiva masculina que fertiliza el óvulo de la mujer.

Esterilidad
Término técnico usado en los casos de infertilidad permanente e incurable, y que actualmente se utiliza con poca frecuencia.

Estimulación ovárica
Administración de medicamentos hormonales que estimulan los ovarios para producir más de un óvulo al mes.

Glosario

Fertilidad

En la mujer se define como la capacidad de concebir y parir un ser con vida. En el hombre, como la capacidad de embarazar a una mujer.

Feto

En el ser humano esta etapa comienza al finalizar la semana ocho de gestación hasta el nacimiento.

Folículo

Saco en el que madura el óvulo.

Gametos

Nombre técnico que se le da al óvulo y al esperma.

Infertilidad

Incapacidad para lograr el embarazo después de un año o más de relaciones sexuales regulares sin el uso de anticonceptivos; o bien, incapacidad para llevar el embarazo a término; es decir, con el nacimiento de un ser con vida.

Infertilidad primaria

Ocurre cuando no hay historia previa de embarazo.

Infertilidad secundaria

Se presenta después de uno o más embarazos exitosos.

Maternidad subrogada, sustituta o madre portadora

Se refiere a la mujer que lleva la gestación de un embrión no relacionado genéticamente con ella y que después, al nacer, entrega al bebé a sus padres genéticos.

Ovulación

Expulsión de un óvulo ya maduro fuera de su folículo. Suele ocurrir entre el día 14 y el 28 del ciclo.

Psicología

Ciencia que trata los procesos mentales, la conducta de los individuos y que abarca los distintos aspectos de la experiencia humana.

Psicoanálisis

Práctica terapéutica fundada por el neurólogo Sigmund Freud basada en la exploración del inconsciente a través de la libre asociación.

Reproducción asistida

Las técnicas y los procedimientos que permiten ayudar a personas que desean concebir; comprende los siguientes procedimientos:

» FIV. Fertilización *in vitro* (*in vitro fertilization*). Proceso mediante el cual el óvulo y el esperma se combinan en un plato o una charola de laboratorio donde ocurre la fertilización. Después el embrión se transfiere al útero de la mujer.

» ICSI. Inyección intracitoplasmática (*Intracytoplasmic Sperm Injection*). Consiste en inyectar el esperma directamente en el óvulo. Se recomienda para hombres con espermatozoides escasos.

» ZIFT. Transferencia del cigoto a las trompas de Falopio. El óvulo es fertilizado *in vitro* y el cigoto se transfiere a la trompa de Falopio, antes de que tenga lugar la división celular.

Infertilidad, de Nancy Tame,
se terminó de imprimir en junio de 2016
en los talleres de
Litográfica Ingramex, S.A. de C.V.
Centeno 162-1, Col. Granjas Esmeralda, C.P. 09810 México, D.F.